V&R unipress

Beiträge zur Geschichte der Universität Mainz
Neue Folge

Band 15

Herausgegeben vom
Forschungsverbund Universitätsgeschichte der
Johannes Gutenberg-Universität Mainz

André Cloppenburg

Konrad Lang und die Ernährungswissenschaften in der frühen Bundesrepublik (1945–1970)

V&R unipress

Mainz University Press

JOHANNES GUTENBERG UNIVERSITÄT MAINZ

JG|U

MIX
Papier aus verantwortungsvollen Quellen
FSC www.fsc.org FSC® C083411

Bibliografische Information der Deutschen Nationalbibliothek
Die Deutsche Nationalbibliothek verzeichnet diese Publikation in der Deutschen Nationalbibliografie; detaillierte bibliografische Daten sind im Internet über http://dnb.d-nb.de abrufbar.

Veröffentlichungen der Mainz University Press erscheinen im Verlag V&R unipress GmbH.

Umschlagabbildung: Konrad Lang im Labor 1958, Foto: Hanne Zapp
Druck und Bindung: CPI books GmbH, Birkstraße 10, D-25917 Leck
Printed in the EU.

Vandenhoeck & Ruprecht Verlage | www.vandenhoeck-ruprecht-verlage.com

ISSN 2626-1367
ISBN 978-3-8471-1056-9

Für meine Eltern

Inhalt

Abkürzungsverzeichnis

BfL	Bundesforschungsanstalt für Lebensmittelfrischhaltung
BMfAt	Bundesministerium für Atomfragen
BMfE	Bundesministerium für Ernährung
BMfG	Bundesministerium für Gesundheit
BMfI	Bundesministerium für Inneres
BMfV	Bundesministerium für Verteidigung
BMfW	Bundesministerium für Wirtschaft
DDR	Deutsche Demokratische Republik
DFG	Deutsche Forschungsgemeinschaft
DGE	Deutsche Gesellschaft für Ernährung
DGEF	Deutsche Gesellschaft für Ernährungsforschung
DLG	Deutsche Landwirtschafts-Gesellschaft
FdE	Forschungskreis der Ernährungsindustrie
KZ	Konzentrationslager
LMfE RLP	Landesministerium für Ernährung Rheinland-Pfalz
LMfG RLP	Landesministerium für Gesundheit Rheinland-Pfalz
LMfK RLP	Landesministerium für Kultus Rheinland-Pfalz
LMfW Ba-Wü	Landesministerium für Wirtschaft Baden-Württemberg
LMfW RLP	Landesministerium für Wirtschaft Rheinland-Pfalz
NS	Nationalsozialismus
SPD	Sozialdemokratische Partei Deutschlands
UdSSR	Union der Sozialistischen Sowjetrepubliken
USA	Vereinigte Staaten von Amerika
VELF	Verwaltung für Ernährung, Landwirtschaft und Forsten

1. Einleitung

1.1 Fragestellung

Als Bundespräsident Heinrich Lübke (1894–1972) im August 1966 den ersten Internationalen Ernährungskongress auf deutschem Boden nach Kriegsende eröffnete, fasste er zusammen, welche Rolle den Ernährungsexperten aus aller Welt zukomme. Sie seien »Generalstäbler eines Feldzuges, der im Interesse der ganzen Menschheit geführt wird. Die Feinde, die es zu beseitigen gilt, sind Hunger, Unterernährung und falsche Ernährung«.[1] Es waren schon immer gewaltige Aufgaben, die der deutschen Ernährungswissenschaft vonseiten der Politik und der Bevölkerung zugedacht wurden und das nicht erst seit Gründung der Bundesrepublik. So gehört es mittlerweile zu den wissenschaftlichen Allgemeinplätzen, wie überaus umfassend und vorausschauend die Ernährungspolitik im Nationalsozialismus in Reaktion auf die Hungererfahrungen der Bevölkerung im Ersten Weltkrieg organisiert wurde.[2] Nach 1945 nutzten politisch vorbelastete Ernährungsexperten erfolgreich ihre Forschungen, um sich und ihren in Misskredit geratenen Berufsstand schnell in der demokratischen Bundesrepublik zu rehabilitieren. Insbesondere Ernährungsmediziner verwiesen auf die schlechte Ernährungslage weiter Bevölkerungskreise nach Kriegsende, warnten vor Infektionsgefahren und priesen den Besatzungsbehörden erfolgreich ihre Expertise an. Darüber hinaus setzten sie in großer Kontinuität ihre ernährungswissenschaftliche Forschung aus dem Dritten Reich fort.[3] Es

1 Heinrich Lübke: Eröffnungsrede anlässlich des 7. Internationalen Kongresses für Ernährung am 03.08.1966 in Hamburg. In: Proceedings of the Seventh International Congress of Nutrition, Hamburg 1966. Hg. von Joachim Kühnau. Hamburg 1967, S. X–XII, hier S. X.

2 Gustavo Corni und Horst Gies: Brot, Butter, Kanonen: die Ernährungswirtschaft in Deutschland unter der Diktatur Hitlers. Berlin 1997.

3 Ulrike Thoms: Die »Hunger-Generation« als Ernährungswissenschaftler 1933–1964. Soziokulturelle Gemeinsamkeiten oder Instrumentalisierung von Erfahrung? In: Verräumlichung, Vergleich, Generationalität: Dimensionen der Wissenschaftsgeschichte. Hg. von Matthias Middell. Leipzig 2004, S. 133–153, hier v.a. S. 145–148.

wird in dieser Dissertation zu klären sein, wie genau Ernährungswissenschaftlern und -medizinern dieser Übergang aus dem Dritten Reich in die demokratische Bundesrepublik gelang, wie sie ihre Forschungen im neuen Staat begründeten und legitimierten. Die Entwicklung der deutschen Ernährungsforschung nach 1945 ermöglicht darüber hinaus vielfältige Einblicke in die Wissenschafts-, Ernährungs- und Konsumgeschichte der Bundesrepublik. Aufgrund ihrer zahlreichen Beziehungen zu anderen Bezugssystemen wie Öffentlichkeit, Medien, Politik, Staat und Wirtschaft ist sie nach wie vor ein Forschungsfeld von hohem wissenschaftlichem Interesse. An der deutschen Ernährungswissenschaft waren und sind viele verschiedene Fach- und Arbeitsrichtungen beteiligt und getreu der Maxime, die richtige Ernährung betreffe letztlich alle Aspekte des menschlichen Lebens, finden sich Fachvertreter in der Medizin, Chemie und Biologie, aber auch in der Technologie, Agrarwissenschaft, Psychologie und Soziologie. Es würde den Rahmen dieser Arbeit sprengen, wollte sie die Rolle aller dieser Disziplinen für die Ernährungswissenschaft herausarbeiten. Stattdessen wird die Dissertation der Frage nachgehen, inwiefern Ernährungswissenschaften im Allgemeinen und Ernährungsmedizin im Besonderen im Untersuchungszeitraum einem Wandel unterworfen waren, ob und wie sie sich gegenseitig beeinflusst haben und ob sie paradigmatisch waren für die westdeutsche Wissenschaftskultur ihrer Zeit. Diese Fragen sollen exemplarisch an der Person und Forschung des Mediziners und Chemikers Konrad Lang (1898–1985) analysiert werden. Er leitete von 1946 bis 1966 das Biochemische Institut der nach Kriegsende neu gegründeten Johannes Gutenberg-Universität in Mainz und gehörte zu den bekanntesten westdeutschen Ernährungsmedizinern seiner Zeit. Konrad Lang als Universitätsmediziner eignet sich für eine solche Untersuchung besonders gut, weil er exemplarisch für einen Medizinertypus steht, der sich und seine Forschungen in wichtige gesellschaftlich-politische Debatten in der Bundesrepublik einbrachte und an dessen Beispiel sich grundlegende Fragen zur Entwicklung der westdeutschen Ernährungswissenschaften und der westdeutschen Medizin aufzeigen lassen. Es soll weiterhin deutlich werden, wie Lang intensive Kontakte mit verschiedenen Landes- und Bundesbehörden, Vereinen und Verbänden sowie mit industriellen Stellen aufbauen, dort aktives Lobbying für seine Forschung betreiben und so Einfluss auf politische Entscheidungsträger nehmen konnte. Lang entsprach damit dem »Typus« eines Wissenschaftlers in der frühen Bundesrepublik, den die Historikerin Andrea Brinckmann passend als »Wissenschaftsmanager« bezeichnete.[4] Zwar begann die Entstehung dieses Wissenschaftstypus bereits im zu Ende gehenden 19. Jahrhundert mit dem Aufbau außeruniversitärer Wissen-

4 Andrea Brinckmann: Wissenschaftliche Politikberatung in den 60er Jahren. Die Studiengruppe für Systemforschung 1958 bis 1975. Berlin 2006, S. 46.

schaftsinstitutionen, doch erst nach 1945 wurde er mit dem Aufstieg der freien Marktwirtschaft nach US-amerikanischem Vorbild dominanter im westdeutschen Wissenschaftsbetrieb. Diese Entwicklung Langs zum »Wissenschaftsmanager« wird in den folgenden Kapiteln kontextuell eingeordnet und analysiert werden. Der Untersuchungszeitraum deckt dabei die aktiven Jahre Langs am Mainzer Biochemischen Institut ab und beinhaltet dadurch die Nachkriegsjahre unter alliierter Besatzung und die Gründungsjahre der Bundesrepublik. Verschiedene gesellschaftliche Gruppen und Akteure, auch Vertreter der universitären Medizin, mussten in dieser Phase ihre neue Rolle im demokratischen Deutschland erst noch finden. Die »langen 1960er Jahre« wurden geprägt durch den wirtschaftlichen Aufschwung im Land, aber auch durch vielfältige Demokratisierungs- und Pluralisierungsprozesse in der westdeutschen Gesellschaft und in all diesen Jahren schwang die Angst mit vor einer Eskalation des »Kalten Krieges«.[5] Es soll daher dargestellt werden, inwiefern diese gesellschaftsgeschichtliche Entwicklung die Geschichte der Ernährungswissenschaft zu beeinflussen vermochte. Welche Rolle spielte etwa die Medialisierung der Gesellschaft in den 1960ern für den inner- wie außerdisziplinären Diskurs des Faches? Wie positionierte sich Lang in diesem Kontext zum aufkommenden Wissenschaftsjournalismus, der von den meisten Wissenschaftlern ja äußerst kritisch beäugt wurde? Abschließend wird zu klären sein, inwiefern Lang ein typischer Vertreter des »Übergangs« vom Dritten Reich ins demokratische Deutschland war. Seine Forschungskarriere in Mainz bietet die seltene Möglichkeit, die Entwicklung der westdeutschen Wissenschaftskultur im Allgemeinen und der Ernährungsmedizin im Besonderen nachzuvollziehen.

1.2 Forschungsstand

Die Forschung zur Geschichte der Ernährungswissenschaft ermöglicht weitreichende Einblicke in wirtschaftlich-politische, wissenschaftliche und soziokulturelle Zusammenhänge ihrer Zeit. Viele Jahre lagen die Forschungsschwerpunkte zur Fachgeschichte vorrangig auf der Entstehung einer staatlichen Gesundheitspolitik sowie der Industrialisierung und Technisierung der Lebensmittelproduktion.[6] Erst in den letzten zehn bis 15 Jahren rückte die Rolle

5 Die »langen sechziger Jahre« umfassen in der Politikforschung den Zeitraum von ca. 1955/57 bis 1972/74. Zum Planungsjahrzehnt vgl. u.a. Michael Ruck: Ein kurzer Sommer der konkreten Utopie – Zur westdeutschen Planungsgeschichte der langen 60er Jahre. In: Dynamische Zeiten: Die 60er Jahre in den beiden deutschen Gesellschaften. Hg. von Axel Schildt und Detlef Siegfried. Hamburg 2003, S. 362–401.

6 Jutta Grüne: Anfänge staatlicher Lebensmittelüberwachung in Deutschland: Der »Vater der Lebensmittelchemie« Joseph König (1843–1930). Stuttgart 1994; Jutta Grüne: Staatliche Über-

der Ernährungswissenschaften im Dritten Reich und in den frühen Jahren der Bundesrepublik vermehrt in den Fokus des Interesses.[7] Dass die Ernährungspolitik im Nationalsozialismus in Reaktion auf den Ersten Weltkrieg überaus umfassend und vorausschauend organisiert wurde und dabei ganz auf Autarkie setzte, gehört daher mittlerweile zu den wissenschaftlichen Allgemeinplätzen.[8] Die Ernährungsexperten konnten sich und ihre Experimentalarbeiten mit ihrer kriegswichtigen Bedeutung im Staat legitimieren und nebenbei ihre eigenen Karrieren fördern.[9] Entsprechend mussten Ernährungsforscher in der Mehrzahl der Fälle nicht zur Kooperation mit dem nationalsozialistischen Staat gezwungen werden, sondern sie stellten ihr Wissen bereitwillig zur Verfügung.[10] Die Forschergruppe um Ulrike Thoms konnte aber auch zeigen, dass eine vorschnelle Aburteilung der Ernährungsforschung im Nationalsozialismus als pseudowissenschaftlich oder rein politisch-ideologisch verblendet zu kurz

---

wachung der Lebensmittelqualität. Entstehung ihrer rechtlichen, wissenschaftlichen und institutionellen Prämissen. In: Die Revolution am Esstisch: Neue Studien zur Nahrungskultur im 19/20. Jahrhundert. Hg. von Hans Jürgen Teuteberg. Stuttgart 2004, S. 249–262; Hans Jürgen Teuteberg: Zum Problemfeld Urbanisierung und Ernährung im 19. Jahrhundert. In: Durchbruch zum modernen Massenkonsum: Lebensmittelmärkte u. Lebensmittelqualität im Städtewachstum d. Industriezeitalters. Hg. von Hans Jürgen Teuteberg. Münster 1987, S. 1–36; Jakob Tanner: Fabrikmahlzeit: Ernährungswissenschaft, Industriearbeit und Volksernährung in der Schweiz 1890–1950. Zürich 1999; Karl-Peter Ellerbrock: Geschichte der deutschen Nahrungs- und Genussmittelindustrie 1750–1914. Stuttgart 1993. Einen soziokulturellen Blick auf die Ernährungsforschung bieten: Eva Barlösius: Soziologie des Essens: Eine sozial- und kulturwissenschaftliche Einführung in die Ernährungsforschung. Weinheim 2016; Eva Barlösius: Perspektiven der Ernährungswissenschaft aus soziologischer Sicht. In: Die Zukunft der Ernährungswissenschaft. Hg. von Gesa Schönberger und Uwe Spiekermann. Berlin u.a. 2000, S. 115–126. Die außeruniversitäre Ernährungsforschung wird am Beispiel von Reichs- bzw. Bundesforschungsanstalten beschrieben in: Ulrike Thoms: Ressortforschung und Wissenschaft im 20. Jahrhundert. Das Beispiel der Reichs- und Bundesanstalten im Bereich der Ernährung. In: Jenseits von Humboldt. Wissenschaft im Staat 1850–1990. Hg. von Axel Hüntelmann und Michael Schneider. Frankfurt/Main 2010, S. 27–48; Ulrike Thoms: Vom Nutzen der Wissenschaft für den Staat. Ressortforschung im Bereich der Milchwirtschaft. In: Vom Nutzen der Wissenschaft: Beiträge zu einer prekären Beziehung. Hg. von Christine Pieper. Stuttgart 2010, S. 115–141.

7 Anlass war das Forschungsprojekt »Ernährungsforschung und Staat. Kontinuitäten und Brüche 1933–1964« unter Leitung von Ulrike Thoms. Das Projekt wurde im Rahmen des DFG-Schwerpunktprogramms 1143: »Wissenschaft, Politik und Gesellschaft. Deutschland im internationalen Zusammenhang im späten 19. und 20. Jahrhundert« gefördert.

8 Corni und Gies: Brot, Butter, Kanonen: Die Ernährungswirtschaft in Deutschland unter der Diktatur Hitlers, S. 35–86; Arnulf Huegel: Kriegsernährungswirtschaft Deutschlands während des Ersten und Zweiten Weltkrieges im Vergleich. Konstanz 2003.

9 Thoms: Die »Hunger-Generation« als Ernährungswissenschaftler 1933–1964. Soziokulturelle Gemeinsamkeiten oder Instrumentalisierung von Erfahrung?, S. 133–153.

10 Alexander Neumann: Die Medizinische Fakultät: Physiologie. In: Die Universität Heidelberg im Nationalsozialismus. Hg. von Wolfgang U. Eckart. Heidelberg 2006, S. 671–696; Martin Rüther: Ärzte im Nationalsozialismus. In: Deutsches Ärzteblatt 98 (2001), Nr. 49, S. 3264f.

greifen würde. Die Ernährungswissenschaftler bauten ihre Forschung vielmehr auf einem naturwissenschaftlichen Fundament auf und nutzten neueste Erkenntnisse aus der Chemie, Physik und Physiologie. Damit setzte sich ein Prozess fort, der bereits zum Ende des 19. Jahrhunderts eingesetzt hatte und der die Naturwissenschaften endgültig in der Ernährungsforschung verankerte. Auf dieser Basis sollte der Ernährungsprozess im Dritten Reich rationalisiert und effektiver gemacht, die Leistungsfähigkeit des »Volkskörpers« durch eine »vollwertige Ernährung« optimiert werden. Breiten Raum nahmen deshalb Forschungen zu Vitaminen und Eiweißen, allgemeinen Stoffwechselfragen und Konservierungsmethoden ein. Ernährungspolitik war letztlich Teil der Kriegsmaschinerie. Für ihre Forschungen griffen viele Ernährungsexperten auch auf Häftlinge in Gefängnissen und Konzentrationslagern oder auch Zwangsarbeiter und Kriegsgefangene zurück.[11] Dem Historiker Alexander Neumann ist es zu verdanken, dass die Organisations- und Arbeitsstrukturen der Militärärztlichen Akademie in Berlin zur Zeit des Nationalsozialismus in den Wissenschaftsfokus gerückt sind. Auch die Rollen und Aufgaben Konrad Langs ab 1936 als Direktor des physiologisch-chemischen Instituts[12] der Militärakademie, als Beratender des Heeres und Mitglied der Arbeitsgemeinschaft »Ernährung der Wehrmacht« sind mittlerweile gut untersucht.[13] Neumann wies nach, in welch distanziert-sachlichem Ton Lang sich bei seinen Vorgesetzten über Möglichkeiten zu experimenteller Forschung am Menschen informierte[14], und er kam zu der Ein-

11 Alexander Neumann: Ernährungsphysiologische Humanexperimente in der deutschen Militärmedizin 1939–1945. In: Medizin im Zweiten Weltkrieg. Militärmedizinische Praxis und medizinische Wissenschaft im »Totalen Krieg«. Hg. von Wolfgang U. Eckart und Alexander Neumann. Paderborn u.a. 2006, S. 151–170; Alexander Neumann: Nutritional physiology in the »Third Reich« 1933–1945. In: Man, medicine, and the State: The human Body as an Object of Government Sponsored Medical Research in the 20th Century. Hg. von Wolfgang U. Eckart. Stuttgart 2006, S. 49–60; Ulrike Thoms: »Ernährung ist so wichtig wie Munition«. Die Verpflegung der deutschen Wehrmacht 1933–1945. In: Medizin im Zweiten Weltkrieg. Militärmedizinische Praxis und medizinische Wissenschaft im »Totalen Krieg«. Hg. von Wolfgang U. Eckart. Paderborn u.a. 2006, S. 207–229.

12 Der Begriff »Physiologische Chemie« wurde früher synonym zur »Biochemie« genutzt in Abgrenzung zur organischen Chemie. In dieser Arbeit wird der Begriff »Biochemie« verwendet. Zur Geschichte der Institutionalisierung der Biochemie bleibt empfehlenswert: Hans-Heinz Eulner: Die Entwicklung der medizinischen Spezialfächer an den Universitäten des deutschen Sprachgebietes. Stuttgart 1970, S. 66–94.

13 Alexander Neumann: »Arzttum ist immer Kämpfertum«: Die Heeressanitätsinspektion und das Amt »Chef des Wehrmachtssanitätswesens« im Zweiten Weltkrieg (1939–1945). Düsseldorf 2005; Alexander Neumann: Die Heeressanitätsinspektion und die Militärärztliche Akademie und Konzentrationslager – Eine Studie zum medizinischen Netzwerk von Wehrmacht und SS. In: Medizin im Nationalsozialismus und das System der Konzentrationslager. Hg. von Judith Hahn, Silvija Kavcic und Christoph Kopke. Frankfurt/Main 2005, S. 127–139.

14 BArch-MA RH 12-23/1681. Stellungnahme Lang im Oktober 1942 im Rahmen seiner Forschungen zur Entwicklung einer Blutkonserve: »Infolge der langen Immunisierungsdauer

schätzung, Lang habe als »führendes Mitglied« der Militärärztlichen Akademie nach Kriegsende durchaus eine Verurteilung wegen Mitwisserschaft von verbrecherischen Versuchen oder gar wegen Mittäterschaft drohen können.[15] Auch Ulrike Thoms gab auf der Grundlage ihrer Forschung zu bedenken, Lang habe zumindest »Ressourcen in ethisch bedenklicher Weise genutzt«.[16]

Das Jahr 1945 stellte für Lang und den übergroßen Teil der Ernährungsforscher nun aber keinen existenziellen Einschnitt dar. Der Übergang aus der Zeit des Nationalsozialismus in die frühe Bundesrepublik und auch in die DDR[17] war vielmehr gekennzeichnet durch eine überaus große personelle, thematische und methodische Kontinuität.[18] Damit reiht sich die Ernährungswissenschaft nahtlos ein in eine ganze Kette von Beispielen, die eine wie auch immer geartete

---

und der zu erwartenden Leistungsminderung durch auftretende Reaktionen erscheint es ausgeschlossen, daß Wehrmachtsangehörige hierfür herangezogen werden können. Aus dem gleichen Grunde scheidet wahrscheinlich auch die arbeitende Zivilbevölkerung aus. Es bleiben also nur Kriegsgefangene, Strafgefangene und Insassen von Konzentrationslagern für diesen Zweck übrig. Ob und wieweit diese herangezogen werden können, bedürfte einer prinzipiellen Klärung und Entscheidung.« Weitere Informationen dazu bietet: Neumann: Die Heeressanitätsinspektion und die Militärärztliche Akademie und Konzentrationslager – Eine Studie zum medizinischen Netzwerk von Wehrmacht und SS, S. 136f.

15 Neumann: »Arzttum ist immer Kämpfertum«: Die Heeressanitätsinspektion und das Amt »Chef des Wehrmachtssanitätswesens« im Zweiten Weltkrieg (1939–1945), S.271 und S. 364.

16 Ulrike Thoms: Das Max-Planck-Institut für Ernährungsphysiologie und die Nachkriegskarriere von Heinrich Kraut. In: Arbeit, Leistung und Ernährung. Vom Kaiser-Wilhelm-Institut für Arbeitsphysiologie in Berlin zum Max-Planck-Institut für molekulare Physiologie und Leibniz Institut für Arbeitsforschung in Dortmund. Hg. von Theo Plesser. Stuttgart 2012, S. 295–356, hier S. 324.

17 Die Ernährungsforschung in der DDR war zentralistisch organisiert und unterschied sich damit in einem wichtigen Aspekt von der westdeutschen Ernährungsforschung. Ihre Geschichte würde den Umfang dieser Arbeit sprengen und bleibt in weiten Teilen ein wissenschaftliches Desiderat. Einen ersten Überblick über die Ernährungsforschung in der DDR bietet: Berthold Gaßmann, Hans-Jochen Lewerenz und Fritz Linow: Zur Geschichte der institutionalisierten Ernährungsforschung in Deutschland: Deutsches Institut für Ernährungsforschung, Potsdam-Rehbrücke. In: Ernährungs-Umschau 43 (1996), Nr. 6, S. 208–214.

18 Gut untersucht ist aufgrund seiner dominierenden Rolle in der deutschen Ernährungsforschung das Leben und Wirken Heinrich Krauts (1893–1992). Kraut organisierte in den 1940ern als Leiter der ernährungsphysiologischen Abteilung des Kaiser-Wilhelm-Instituts für Arbeitsphysiologie in Dortmund Ernährungsversuche an tausenden Kriegsgefangenen (»Krautaktion«). Wie viele seiner Kollegen auf dem Gebiet der Ernährungsforschung wurde er rasch entnazifiziert und übernahm ab 1956 die Leitung des prestigeträchtigen Max-Planck-Instituts für Ernährungsphysiologie. Für seine Forschungsarbeiten in der Bundesrepublik wurde er u. a. mit dem Bundesverdienstkreuz ausgezeichnet. Einen ausführlichen Überblick über die Nachkriegskarriere Krauts bieten: Thoms: Das Max-Planck-Institut für Ernährungsphysiologie und die Nachkriegskarriere von Heinrich Kraut, S. 295–356; Ulrike Thoms: Einbruch, Aufbruch, Durchbruch? Ernährungsforschung in Deutschland vor und nach 1945. In: Kontinuitäten und Diskontinuitäten in der Wissenschaftsgeschichte des 20. Jahrhunderts. Hg. von Rüdiger vom Bruch, Uta Gerhardt und Aleksandra Pawliczek. Stuttgart 2006, S. 111–130.

»Stunde Null« einzelner Wissenschaftsgebiete ab 1945 widerlegen. Vielmehr knüpften die Ernährungsforscher zum Teil explizit an ihre vom Reichsernährungsministerium geförderten Forschungen an[19] und konnten nach Kriegsende quasi nahtlos ihre Karrieren zunächst in den Besatzungszonen und später in der neu gegründeten Bundesrepublik fortsetzen. Die Gründe dafür waren vielfältig und letztlich der Gesamtsituation nach Kriegsende geschuldet. Zum einen gelten die Reformbemühungen der Alliierten im Allgemeinen und die Entnazifizierungen vorbelasteter Lehrkräfte an medizinischen Hochschulen im Besonderen rückblickend unter Forschern als weitgehend gescheitert. Zu groß war die Abneigung der Professorenschaft vor einschneidenden Reformen, zu eng die Bande zwischen jenen Hochschullehrern, die mit den Nationalsozialisten kollaboriert hatten und sich dann gegenseitig von jeglicher Mittäterschaft freisprachen, und zu gering der Wille zur echten Aufarbeitung. Das gilt trotz einer zunächst sehr strengen Entnazifizierungspolitik seitens der Franzosen letztlich auch für die beiden Fakultäten ihrer Zone, Tübingen und Freiburg.[20] Als Reaktion auf die

19 Einen guten Überblick über die thematische Kontinuität des Faches bieten: Jörg Melzer: Vollwerternährung: Diätetik, Naturheilkunde, Nationalsozialismus, sozialer Anspruch. Stuttgart 2003 und Heiko Stoff: Wirkstoffe. Eine Wissenschaftsgeschichte der Hormone, Vitamine und Enzyme, 1920–1970. Stuttgart 2012, hier v. a. S. 82f.

20 Hans-Georg Hofer: Zwischen Reinigung und Reintegration: Die Freiburger Universitätsmedizin nach 1945. Stuttgart 2007; Sylvia Paletschek: Entnazifizierung und Universitätsentwicklung in der Nachkriegszeit am Beispiel der Universität Tübingen. In: Wissenschaften und Wissenschaftspolitik: Bestandsaufnahmen zu Formationen, Brüchen und Kontinuitäten im Deutschland des 20. Jahrhunderts. Hg. von Rüdiger vom Bruch. Stuttgart 2002, S. 393–408; Rainer Möhler: Entnazifizierung in Rheinland-Pfalz und im Saarland unter französischer Besatzung von 1945 bis 1952. Mainz 1992; René Cheval: Die Universität Tübingen in der Besatzungsära. In: Französische Kulturpolitik in Deutschland 1945–1949: Berichte und Dokumente. Hg. von Jérôme Vaillant. Konstanz 1984, S. 61–70; Andreas Malycha: Hochschulpolitik in den vier Besatzungszonen Deutschlands. In: Wissenschaft macht Politik: Hochschule in den politischen Systembrüchen 1933 und 1945. Hg. von Sabine Schleiermacher und Udo Schagen. Stuttgart 2009, S. 29–48; Barbara Wolbring: Die soziale Öffnung der Universitäten als politisches Reformziel nach 1945. In: Universität, Wissenschaft und Öffentlichkeit in Westdeutschland (1945 bis ca. 1970). Hg. von Sebastian Brandt. Stuttgart 2014, S. 59–76; Barbara Wolbring: Die Idee der Universität im Dienst einer Erneuerung der Gesellschaft – Vorstellungen und Planungen zur Rolle der wissenschaftlichen Hochschule nach dem Ende des Dritten Reiches in Heidelberg. In: Wissen in der Krise: Institutionen des Wissens im gesellschaftlichen Wandel. Hg. von Carsten Kretschmann. Berlin 2004, S. 177–196; Wolfgang Fassnacht: Universitäten am Wendepunkt? Die Hochschulpolitik in der französischen Besatzungszone (1945–1949). Freiburg i. Br. 2000; Silke Seemann: Die politischen Säuberungen des Lehrkörpers der Freiburger Universität nach dem Ende des Zweiten Weltkrieges (1945–1957). Freiburg im Breisgau 2002; Sabine Schleiermacher: Die universitäre Medizin nach dem Zweiten Weltkrieg: Institutionelle und persönliche Strategien im Umgang mit der Vergangenheit. In: Vergangenheitspolitik in der universitären Medizin nach 1945: Institutionelle und individuelle Strategien im Umgang mit dem Nationalsozialismus. Hg. von Sigrid Oehler-Klein und Volker Roelcke. Stuttgart 2007, S. 21–42; Sabine Schleiermacher: Hochschule in politischen Umbrüchen. Eine vergleichende Per-

dort nur schleppenden Reformbemühungen wurde 1946, nur ein Jahr nach Kriegsende und in einer zu 80 % zerstörten Stadt, die Gründung der Mainzer Johannes Gutenberg-Universität als »Universität neuen Geistes« realisiert. Die Realität ließ die Ansprüche der französischen Behörden aber früh hinter sich, letztlich schien es effizienter und entscheidender, dass sich die Universität schnell in die Universitätslandschaft integrieren möge.[21] Langs Karriere als Ernährungsmediziner am Biochemischen Institut der Universität Mainz ab 1946 wurde allerdings noch keiner näheren und systematischen Untersuchung unterzogen. Die vorliegende Arbeit möchte vor diesem kontextuellen Hintergrund diese Forschungslücke schließen: Wie genau lief Konrad Langs Bewerbung auf einen Lehrstuhl an der »Universität neuen Geistes« ab und welche Rolle spielte angesichts der weitreichenden Pläne zur Entnazifizierung des Lehrpersonals in der französischen Zone seine Vergangenheit in der Militärärztlichen Akademie? Es gilt in der Universitätsforschung mittlerweile als unbestritten, dass gerade Universitätsmediziner von der teils katastrophalen Versorgungslage breiter Bevölkerungsschichten nach Kriegsende profitierten. Die Hungersituation und die Angst vor dem Ausbruch von Seuchen setzte die Alliierten unter immensen Druck, die Medizinischen Fakultäten ihrer Zonen rasch wiederzueröffnen.[22] Dagmar Ellerbrock hat in ihren Arbeiten profunde darlegen können, dass die Gesundheitspolitik der Alliierten letztlich eine unmittelbare Reaktion auf diese Ängste war. Vor allem die Amerikaner sahen durch den Hunger ihre gesamten

spektive. In: Wissenschaft macht Politik: Hochschule in den politischen Systembrüchen 1933 und 1945. Hg. von Sabine Schleiermacher. Stuttgart 2009, S. 7–18.

21 Zur Geschichte der Universität Mainz ab 1946: Helmut Mathy: Die erste Landesuniversität von Rheinland-Pfalz. Studien und Essays zu ihrer Entstehungsphase, herausgegeben aus Anlass des 50jährigen Bestehens von Rheinland-Pfalz. Mainz 1997; Helmut Mathy: Die Universität Mainz 1477–1977, hrsg. von Präsident und Senat der Johannes Gutenberg-Universität. Mainz 1977; Corine Defrance: Die Franzosen und die Wiedereröffnung der Mainzer Universität, 1945–1949. In: Kulturpolitik im besetzten Deutschland: 1945–1949. Hg. von Gabriele Clemens. Stuttgart 1994, S. 117–130; Michael Kißener: Kontinuität oder Wandel? Die erste Professorengeneration der Johannes Gutenberg-Universität Mainz. In: Ut omnes unum sint – Gründungspersönlichkeiten der Johannes Gutenberg-Universität (Teil 1). Hg. von Michael Kißener. Stuttgart 2005, S. 97–124.

22 Die Versorgung der Bevölkerung nach Kriegsende in den Westzonen zeichnen detailliert nach: Karl-Heinz Rothenberger: Die Hungerjahre nach dem Zweiten Weltkrieg: Ernährungs- u. Landwirtschaft in Rheinland-Pfalz 1945–1950. Boppard am Rhein 1980; Karl-Heinz Rothenberger: Ernährungs- und Landwirtschaft in der französischen Zone 1945–1950. In: Die Deutschlandpolitik Frankreichs und die französische Zone 1945–1949. Hg. von Claus Scharf und Hans-Jürgen Schröder. Wiesbaden 1983, S. 185–204; Alice Weinreb: »For the Hungry have no Past nor Do They Belong to a Political Party«: Debates over German Hunger after Word War II. In: Central European History 45 (2012), Nr. 1, S. 50–78; Günter J. Trittel: Hunger und Politik. Die Ernährungskrise in der Bizone (1945–1949). Frankfurt/Main 1990.

Besatzungsziele in Gefahr.[23] Diese Sorgen machten sich die Ernährungsexperten um Konrad Lang zunutze und griffen auf ihre Kriegsforschungen zu Hungerzuständen zurück, um deutsche und alliierte Behörden zu beraten und ihrer Forschung damit neue Legitimation im Nachkriegsdeutschland zu sichern. Diese Arbeit zeichnet nach, wie Konrad Lang die Ernährungspolitik der Alliierten zu beeinflussen versuchte, und geht der Frage nach, ob es zu Kooperationen mit den Besatzungsmächten in Fragen der Lebensmittelversorgung kam. Auch nach Behebung der schlimmsten Versorgungsengpässe infolge von »Marshall-Plan« und Währungsreform blieb in der jungen Bundesrepublik die Frage einer ausreichenden Versorgung aller Bevölkerungsschichten mit einer vollwertigen Ernährung präsent. Die Angst vor neuem Hunger bildete weiterhin ein gesellschaftliches und politisches Pulverfass. Die Debatte über die Rolle des Sozialstaats in der freiheitlich-marktwirtschaftlichen Wirtschaftsordnung des Landes wurde nach Gründung der Bundesrepublik intensiv geführt.[24] Auch diese Debatte begleiteten die Ernährungsexperten, indem sie Gutachten über die Versorgungslage für politische Behörden erstellten, in deren wissenschaftliche Beiräte sie berufen wurden. Diese Form der Zusammenarbeit von Politik und Experten stellte damit eine Frühform der wissenschaftlichen Politikberatung dar, wurde aber angesichts der zunehmenden »Verwissenschaftlichung der Politik« respektive »Politisierung der Wissenschaften« ab den 1950er Jahren immer häufiger. Diese Kooperation gab es zwar schon seit dem Beginn des 20. Jahrhunderts mit dem Aufbau außeruniversitärer Wissenschaftsinstitutionen[25], aber erst im Rahmen der freien Marktwirtschaft nach amerikanischem

23 Dagmar Ellerbrock: Gesundheit und Krankheit im Spannungsfeld zwischen Tradition, Kultur und Politik: Gesundheitspolitik in der amerikanischen Besatzungszone 1945–1949. In: Geschichte der Gesundheitspolitik in Deutschland: von der Weimarer Republik bis in die Frühgeschichte der »doppelten Staatsgründung«. Hg. von Wolfgang Woelk. Berlin 2002, S. 313–345; Dagmar Ellerbrock: »Healing democracy« – Demokratie als Heilmittel. Gesundheit, Krankheit und Politik in der amerikanischen Besatzungszone 1945–1949. Bonn 2004.

24 Paul Erker: Hunger und sozialer Konflikt in der Nachkriegszeit. In: Der Kampf um das tägliche Brot: Nahrungsmangel, Versorgungspolitik und Protest 1770–1990. Hg. von Manfred Gailus. Opladen 1994, S. 392–410; Paul Erker: Ernährungskrise und Nachkriegsgesellschaft: Bauern und Arbeiterschaft in Bayern 1943–1953. Stuttgart 1990; Irmgard Zündorf: Staatliche Verbraucherpreispolitik und Soziale Marktwirtschaft in Westdeutschland 1948–1963. In: Preispolitik und Lebensstandard: Nationalsozialismus, DDR und Bundesrepublik im Vergleich. Hg. von André Steiner. Köln u. a. 2006, S. 129–166; Irmgard Zündorf: Der Preis der Marktwirtschaft: Staatliche Preispolitik und Lebensstandard in Westdeutschland 1948 bis 1963. Stuttgart 2006.

25 Die Geschichte der außeruniversitären Forschung ab 1900 ist aufs engste verknüpft mit der Historie der Kaiser-Wilhelm-Gesellschaft, der Vorgängereinrichtung der Max-Planck-Gesellschaft, und ihrer Forschungsinstitute: Eckart Henning und Marion Kazemi: Chronik der Kaiser-Wilhelm-, Max-Planck-Gesellschaft zur Förderung der Wissenschaften: 1911–2011. Berlin 2011. Einen guten Überblick zur Geschichte der außeruniversitären Forschung im

Vorbild rückte dieser »Typus« eines Wissenschaftlers zunehmend in den Vordergrund. Er betrieb mittels Fachgutachten und durch seine Berufung in wissenschaftliche Gremien und Beiräte auf ministerieller Ebene aktives Lobbying für seine Person und sein Fach an politischen Entscheidungsstellen.[26] Diese Arbeit füllt eine Forschungslücke, indem sie Konrad Langs Aufgabe und Positionierung in eben diesen Beiräten und Gremien untersucht und darüber hinaus deutlich macht, dass Lang in vielen Punkten geradezu dem »Ideal« dieses neuen Typus eines Wissenschaftlers entsprach.

Im Kontext des »Wirtschaftswunders« entwickelte sich ab den 1950er Jahren die Konsumgesellschaft und eng damit verknüpft ist die zunehmende Industrialisierung und Technisierung auf dem Sektor der Lebensmittelproduktion. Quer durch das interdisziplinäre Fach der Ernährungswissenschaften hindurch wurde in den 1950er und 1960er Jahren eine kontroverse Debatte über Sinn und Unsinn der Verwendung künstlicher Zusatzstoffe für Konservierungs- und Schönungsprozesse geführt. Der Historiker Heiko Stoff hat im Rahmen einer Projektforschung[27] diesen Diskurs in verschiedenen Publikationen detailliert nachgezeichnet und darüber hinaus die Bedeutung verschiedener Expertenkommissionen unter dem Dach der Deutschen Forschungsgemeinschaft (DFG) für die Institutionalisierung dieser Debatte kenntlich gemacht. Angesichts der zunehmenden Kooperation von Politik und Wissenschaft in der frühen Bundesrepublik war die DFG als bedeutendste westdeutsche Forschungsinstitution immer auch ein wichtiger politischer Akteur gewesen.[28] Heiko Stoff legt darauf aufbauend unter anderem am Beispiel Konrad Langs dar, dass gerade die Ernährungswissenschaftler als Mitglieder dieser DFG-Kommissionen durchaus konträre Positionen zu der Frage vertraten, inwieweit die Verwendung chemischer Zusatzstoffe in Lebensmitteln sinnvoll und erlaubt sein sollte.[29] Es wird zu

Deutschen Reich und in der Bundesrepublik bietet: Peter Lundgreen: Staatliche Forschung in Deutschland 1870–1980. Frankfurt/Main u. a. 1986.

26 Margit Szöllösi-Janze: Politisierung der Wissenschaften – Verwissenschaftlichung der Politik. In: Experten und Politik: Wissenschaftliche Politikberatung in geschichtlicher Perspektive. Hg. von Stefan Fisch und Wilfried Rudloff. Berlin 2004, S. 79–100.

27 Die Projektgruppe wurde von der Deutschen Forschungsgemeinschaft gefördert und arbeitete zum Thema »Fremdstoffe. Eine Geschichte der Risikopolitik prekärer Stoffe und der Genese des kritischen Verbrauchers in den fünfziger und sechziger Jahren«, Projektnummer 814 057 47.

28 Zur Frühgeschichte der DFG siehe unter anderem: Kurt Zierold: Forschungsförderung in drei Epochen: Deutsche Forschungsgemeinschaft. Geschichte, Arbeitsweise, Kommentar. Wiesbaden 1968; Jochen Kirchhofff: Wissenschaftsförderung und forschungspolitische Prioritäten der Notgemeinschaft der Deutschen Wissenschaft 1920–1932. München 2011.

29 Heiko Stoff: Gift in der Nahrung. Zur Genese der Verbraucherpolitik Mitte des 20. Jahrhunderts. Stuttgart 2015. Zu den DFG-Kommissionen und der kontroversen Rolle Langs v. a. S. 85–103; Heiko Stoff und Alexander von Schwerin: Lebensmittelzusatzstoffe. Eine Geschichte gefährlicher Dinge und ihrer Regulierung, 1950–1970. In: Technikgeschichte 81 (2014), Nr. 3, S. 215–228; Heiko Stoff: Zur Kritik der Chemisierung und Technisierung der

analysieren sein, welche Überzeugungen Lang im Detail in den Kommissionen vertrat, wie er sie begründete und wie sich sein Verhältnis zur Lebensmittelindustrie auf seine Arbeit in den Kommissionen der DFG auswirkte. Die »langen 1960er Jahre« wurden darüber hinaus geprägt vom Wettrüsten der Supermächte USA und UdSSR und die Sorge vor einer Eskalation des Konflikts auf deutschem Boden nährte die Angst der Bevölkerung vor Fallout und einem Atomkrieg. Diese Sorgen wussten deutsche Ernährungsexperten geschickt aufzugreifen, indem sie die Bedeutung ihrer Forschung zur Lebensmittelbestrahlung mit ionisierten Strahlen hervorhoben.[30] Zugleich zeigt sich am Forschungsfeld der Lebensmittelbestrahlung die ganze Ambivalenz, mit welcher weite Teile der Gesellschaft und der Wissenschaft auf die Atomforschung blickte: Auf der einen Seite teilten viele Ernährungsexperten die Sorgen vor einem Atomkrieg, auf der anderen Seite projizierten sie auf dem Höhepunkt der »Atomeuphorie« Mitte der 1950er Jahre geradezu revolutionäre Erwartungen in die Atomforschung. Das Ende des weltweiten Hungers schien für viele Fachvertreter zum Greifen nahe.[31]

Vor diesem Hintergrund wird zu klären sein, wie Konrad Lang von dem durch Politik und Wissenschaft propagierten Forschungsrückstand auf die amerikanische Atomforschung profitieren konnte und auf welche Weise er die »Atomeuphorie« im Land zu instrumentalisieren wusste, um die Lebensmittelbe-

Umwelt. Risiko- und Präventionspolitik von Lebensmittelzusatzstoffen in den 1950er Jahren. In: TG. Technikgeschichte 81 (2014), Nr. 3, S. 229–250; Heiko Stoff: ›Hexa-Sabbat‹. Fremdstoffe und Vitalstoffe, Experten und der kritische Verbraucher in der BRD der 1950er und 1960er Jahre. In: NTM. Zeitschrift für Geschichte der Wissenschaften, Technik und Medizin 17 (2009), Nr. 1, S. 55–83. Auch die Debatte über Antibiotika in der Tierhaltung wurde zeitgleich innerhalb der Ernährungswissenschaft kontrovers diskutiert. Siehe dazu: Ulrike Thoms: Antibiotics in Foods. Precarious Matters under Discussion. In: Precarious Matters: The History of Dangerous and Endangered Substances in the 19th and 20th Centuries. Hg. von Viola Balz, et al. Berlin 2008, S. 129–140; Ulrike Thoms: Between Promise and Threat. Antibiotics in Food in Germany 1950–1980. In: NTM. Zeitschrift für Geschichte der Wissenschaften, Technik und Medizin 20 (2012), Nr. S. 181–214.

30 Die Geschichte der Strahlenforschung als eine Schlüsseltechnologie des 20. Jahrhunderts skizziert: Alexander von Schwerin: Strahlenforschung: Bio- und Risikopolitik der DFG, 1920–1970. Stuttgart 2015.

31 Zur Geschichte der zivilen Atomforschung in der Bundesrepublik siehe: Joachim Radkau: Aufstieg und Krise der deutschen Atomwirtschaft: 1945–1975: Verdrängte Alternativen in der Kerntechnik und der Ursprung der nuklearen Kontroverse. Reinbek bei Hamburg 1983. Die Diskussion über die Bestrahlung von Lebensmitteln zeichnen nach: Karin Zachmann: Atoms for peace and radiation for safety – how to build trust in irradiated foods in Cold War Europe and beyond. In: History and Technology 27 (2011), Nr. 1, S. 65–90; Karin Zachmann: Grenzenlose Machbarkeit und unbegrenzte Haltbarkeit? Das »friedliche Atom« im Dienst der Land- und Ernährungswirtschaft. In: TG Technikgeschichte 78 (2011), Nr. 3, S. 231–254; Karin Zachmann: Peaceful atoms in agriculture and food: How the politics of the Cold War shaped agricultural research using isotopes and radiation in post war divided Germany. In: Dynamis 35 (2015), Nr. 2, S. 307–331.

strahlung voranzutreiben. Die Entstehung der Massenmedien und ihre Rolle in der Konsumgesellschaft hat große Aufmerksamkeit gefunden vor allem in der Wissenschaftssoziologie. Erst die »Medialisierung« der Gesellschaft ermöglichte die Forderung der Öffentlichkeit nach mehr Transparenz wissenschaftlich-politischer Entscheidungsprozesse. Wissenschaftler standen nun viel stärker als zuvor »unter Beobachtung« und der Rechtfertigungsdruck für ihre Forschungen stieg. Viele Wissenschaftler betrachteten den populärer werdenden Wissenschaftsjournalismus in der Tagespresse aber noch mit unverhohlener Abneigung, galten die meisten Publikationen aus ihrer Sicht doch als zu unwissenschaftlich und tendenziös. Entsprechend ignorierten moderne Naturwissenschaftler und Mediziner, die sich als »exklusive Gemeinschaft« ansahen, lange Zeit die Meinung der außerwissenschaftlichen Öffentlichkeit als fachfremde Einwürfe. Erst mit der Entstehung der Massenmedien im letzten Drittel des 20. Jahrhunderts änderte sich die Beziehung zwischen Wissenschaft und Öffentlichkeit.[32] Immer mehr Wissenschaftler mussten sich stärker als bisher am öffentlichen Diskurs beteiligen, um inner- wie außerhalb ihres Fachgebiets für ihre Positionen zu werben, und auch deutsche Ernährungsexperten publizierten nach Kriegsende vermehrt in populärwissenschaftlichen Magazinen und Fachzeitschriften.[33] Diese Arbeit geht daher der Frage nach, wie Konrad Lang als »Mann des Übergangs« sich zur Berichterstattung der Presse über sein Fach und dessen Forschungsthemen positionierte. Welche Chancen, aber auch Gefahren

32 Sybilla Nikolow und Arne Schirrmacher: Das Verhältnis von Wissenschaft und Öffentlichkeit als Beziehungsgeschichte. In: Wissenschaft und Öffentlichkeit als Ressourcen füreinander: Studien zur Wissenschaftsgeschichte im 20. Jahrhundert. Hg. von Sybilla Nikolow. Frankfurt am Main u. a. 2007, S. 11–38, hier S. 15.

33 Die Rolle von Fachzeitschriften und populärwissenschaftlichen Magazinen für den Diskurs innerhalb der Medizin und Ernährungswissenschaft zeichnen nach: Ulrike Thoms: Vitaminfragen – kein Vitaminrummel? Die deutsche Vitaminforschung in der ersten Hälfte des 20. Jahrhunderts und ihr Verhalten zur Öffentlichkeit. In: Wissenschaft und Öffentlichkeit als Ressourcen füreinander. Hg. von Sybilla Nikolow. Frankfurt am Main u. a. 2007, S. 75–96; Ulrike Thoms: Was lesen Ärzte wirklich? Medizinische Zeitschriften und Pharma-Marketing von 1900 bis zum Ende der 1970er Jahre. In: Medizinhistorisches Journal 49 (2014), Nr. 4, S. 287–329; Christoph Kopke: Themen der deutschen Ernährungswissenschaft in den vierziger und fünfziger Jahren im Spiegel zentraler Zeitschriften. In: Kontinuitäten und Diskontinuitäten in der Wissenschaftsgeschichte des 20. Jahrhunderts. Hg. von Uta Gerhardt und Rüdiger vom Bruch. Stuttgart 2006, S. 233–246; Cay-Rüdiger Prüll: Ärzte, Journalisten und Patienten als Akteure der Teilöffentlichkeiten in Westdeutschland. Eine Analyse am Beispiel des Nachrichtenmagazins »Der Spiegel« (1947–1955). In: Medizinhistorisches Journal 45 (2010), Nr. 1, S. 102–133; Livia Prüll: Innovationen der Medizin im »Stern« 1948–1955. In: Universität, Wissenschaft und Öffentlichkeit in Westdeutschland (1945 bis ca. 1970). Hg. von Sebastian Brandt. Stuttgart 2014, S. 301–322; Jürgen Schmidt: Diet, Body Types, Inequality and Gender: Discourses on »Proper Nutrition« in German Magazines and Newspapers (c.1930–2000). In: The Rise of Obesity in Europe. A Twentieth Century Food History. Hg. von Derek J. Oddy, Peter J. Atkins und Virginie Amilien. Farnham 2009, S. 147–159.

verband er mit der zunehmenden »Medialisierung« der Gesellschaft und welche Publikationsformen nutze Lang, um seine Thesen in die Öffentlichkeit zu tragen? In vielen dieser Publikationen dominierten im Zuge der »Fresswelle« frühzeitig medizinische Arbeiten über Adipositas, Diabetes und andere »Volkskrankheiten«. Ihr gehäuftes Auftreten wurde von Medizinern und Ernährungsexperten in einem engen Zusammenhang mit der als ungesund propagierten Ernährungsweise der Bevölkerung gesehen. Diese Debatte eröffnete Ernährungsmedizinern ein neues Forschungsfeld und damit eine neue Legitimation für die Ernährungswissenschaften insgesamt. Ihr Forschungsschwerpunkt orientierte sich nun viel stärker an gesundheitspolitischen und medizinischen Themen und viele Ernährungsexperten organisierten sich in Fachzusammenschlüssen wie der Deutschen Gesellschaft für Ernährung (DGE) und betrieben durch sie gezielte Ernährungsberatung und Öffentlichkeitsarbeit für ihr Fach.[34] In dieser Dissertation wird entsprechend zu klären sein, inwieweit Lang als studierter Chemiker und Mediziner die Entwicklung seines Faches zu einem stärker durch medizinisch-gesundheitliche Fragen geprägten Fach unterstützte und ob sich die neuen Forschungsfragen auch in seinen eigenen Versuchen bzw. Arbeiten im Mainzer Institut widerspiegeln.

1.3 Quellenkritik

Der vorliegenden Dissertation liegt die Auswertung einer umfangreichen Primär- und Sekundärliteratur zugrunde. Eine ganz zentrale Quelle war der Archivbestand 35 im Universitätsarchiv der Johannes Gutenberg-Universität Mainz (UA Mainz), der auf 2,5 Regalmetern das gesamte noch existierende Quellenmaterial der Universität über Konrad Langs Dienstzeit im Mainzer In-

34 Die Folgen der veränderten Ernährungsweisen für die Ernährungswissenschaften zeigen auf: Ulrike Thoms: Separated, but Sharing a Health Problem: Obesity in East and West Germany, 1945–1989. In: The Rise of Obesity in Europe: A Twentieth Century Food History. Hg. von Derek J. Oddy, Peter J. Atkins und Virginie Amilien. Farnham 2016, S. 207–222; Ulrike Thoms: Körperstereotype. Veränderungen in der Bewertung von Schlankheit und Fettleibigkeit in den letzten 200 Jahren. In: Körper mit Geschichte: der menschliche Körper als Ort der Selbst- und Weltdeutung. Hg. von Clemens Wischermann. Stuttgart 2000, S. 281–308; Uwe Spiekermann: Übergewicht und Körperdeutungen im 20. Jahrhundert. Eine geschichtswissenschaftliche Rückfrage. In: Kreuzzug gegen Fette: Sozialwissenschaftliche Aspekte des gesellschaftlichen Umgangs mit Übergewicht und Adipositas. Hg. von Henning Schmidt-Semisch und Friedrich Schorb. Wiesbaden 2008, S. 35–56. Zur Geschichte der DGE und die Bedeutung der Reisen deutscher Ernährungswissenschaftler in die USA für ihre Gründung: Ulrike Thoms: Learning from America? The travels of German nutritional scientists to the USA in the context of the Technical Assistance Program of the Mutual Security Agency and its consequences for West German Nutritional Policy. In: Food & History 2 (2004), Nr. 2, S. 117–152.

stitut umfasst. Dieser Bestand mit seinen 56 Verzeichnungseinheiten wurde im Rahmen dieser Arbeit erstmals einer systematischen und vollständigen Analyse unterzogen. Allein 15 Aktenordner beinhalteten, sortiert nach Jahrgängen, vorrangig Briefkorrespondenzen mit Fachkollegen außerhalb der Mainzer Universität und Vertretern aus der Lebensmittelindustrie. Originale und Durchschriften von Sitzungsprotokollen und Tagungsberichten ermöglichten einen objektiven Blick auf Langs Arbeit in Verbänden und auf wissenschaftlichen Kongressen, während von Lang verfasste Redemanuskripte und für die Publikation bestimmte Textbeiträge letztlich Langs subjektiv gefärbte Sicht auf seine Forschung gewährten. Weitere Ordner umfassten die Korrespondenzen mit der Deutschen Forschungsgemeinschaft und der Deutschen Gesellschaft für Ernährung sowie den Briefwechsel mit verschiedenen Landes- und Bundesministerien sowie Universitätsinterna. Eine Sammelmappe mit dem Namen »Ernährung« enthielt vorrangig Korrespondenzen und Sitzungsprotokolle der Jahre 1946 bis etwa 1949. Die Textanalyse dieses Materials war damit eine wichtige Quelle für die Konstituierungsphase des Instituts und Langs Arbeiten zur Verbesserung der Versorgungslage der Bevölkerung nach Kriegsende. Außerdem konnte im Universitätsarchiv auf die Personalakte Langs zugegriffen werden. Neben einem von Lang selbstformulierten Lebenslauf fanden sich dort sämtliche Korrespondenzen mit der Universitätsleitung im Rahmen seines Bewerbungsverfahrens an der Universität Mainz. Das Material im UA Mainz bestand damit überwiegend aus Quellenmaterial, das wir methodisch der Rubrik »Überrest« zuordnen können, und es ermöglichte einen authentischen und umfangreichen Überblick über die Arbeit im Institut und Langs Kontakte in Politik und Industrie. Durch Recherche im rheinland-pfälzischen Landeshauptarchiv Koblenz (LHA Ko) und im Bundesarchiv Koblenz (BArch) konnten die Briefkorrespondenzen Langs mit Bundes- und Landesbehörden vervollständigt werden. Diese Korrespondenzen befassten sich vor allem mit organisatorischen Fragen zu Langs Anträgen zur finanziellen Förderung seiner Versuche. Im LHA Ko ermöglichte beispielsweise der Bestand 910 einen Überblick über Langs Korrespondenz mit dem Kultusministerium des Landes Rheinland-Pfalz, während der Bestand 116 im BArch Einblicke in die Briefkorrespondenz Langs mit dem Bundesministerium für Ernährung gewährte. Die Recherche im Militärarchiv Freiburg (BArch-MA) komplettierte bereits publizierte Erkenntnisse über Konrad Langs Arbeit in der Militärärztlichen Akademie Berlin im Dritten Reich. Das Quellenmaterial wurde schließlich abgerundet durch Langs Autorenschaft in Fachmonographien und Sammelbänden sowie seine zahlreichen Publikationen in Fachzeitschriften.[35] Auch bei diesem Quellenmaterial konnte eine

35 Im Rahmen einer Preisverleihung an Lang 1972 wurde berichtet, er habe in seinem Forscherleben mehr als 270 Fachartikel und 25 Monographien bzw. Lehrbücher verfasst.

subjektive Färbung der Ereignisse nicht vollends ausgeschlossen werden. Dennoch boten sie einen detaillierten Einblick in Langs breites Forschungsfeld auf dem Gebiet der Ernährungsphysiologie.

1.4 Aufbau der Darstellung

Ernährungsforschung war schon immer eng verknüpft mit politischen Interessen. Staatliche wie private Institutionen versuchten in der Bundesrepublik Einfluss zu nehmen auf wissenschaftliche Forschung. Ernährungswissenschaftlern wiederum war aus Prestigegründen und letztlich zur finanziellen Sicherung ihrer Arbeit nicht weniger daran gelegen, Politik und Öffentlichkeit von der Bedeutung ihrer Arbeit zu überzeugen. Dieses enge Geflecht der verschiedenen Akteure nach 1945 soll in dieser Arbeit am Beispiel Konrad Langs nachvollzogen werden. Zunächst wird die Situation der Ernährungswissenschaften in Westdeutschland nach Kriegsende skizziert und es wird dargestellt, wie deutsche Ernährungsmediziner trotz ihrer teils engen Verstrickungen in die nationalsozialistische Ernährungspolitik nach 1945 quasi nahtlos ihre Karrieren an den Universitäten fortsetzen konnten. Außerdem wird gezeigt, inwiefern die ernährungsmedizinische Forschung von der prekären Versorgungslage der Bevölkerung in den ersten Nachkriegsjahren profitierte.

Im zweiten Kapitel wird Langs Arbeit als »Wissenschaftsmanager« einer genauen Analyse unterzogen, indem seine Kooperationen mit verschiedenen Behörden und Verbänden auf Landes- und Bundesebene sowie mit industriellen Stellen nachgezeichnet werden. Es werden verschiedene gesellschaftliche Debatten und Diskurse in der Bundesrepublik der 1950er und 1960er Jahre exemplarisch vorgestellt, in die sich Lang durch seine Forschung einbrachte und die seine Arbeit im Mainzer Institut jeweils über mehrere Jahre prägten: Zunächst wird Langs Forschung zur Brotanreicherung und seine Arbeit in Gremien und Ausschüssen des Bundesministeriums für Ernährung (BMfE) einer Analyse unterzogen. Anschließend wird die Frage geklärt, welche Position Lang in der Frage chemischer Lebensmittel-Zusatzstoffe einnahm und wie er diese zu begründen wusste. Eng damit verbunden ist seine Arbeit in den Fachkommissionen der Deutschen Forschungsgemeinschaft (DFG) und die Frage, inwiefern Langs Kontakte in die Lebensmittelindustrie diese Aufgaben beeinflussten. Schließlich soll anhand der Forschungen Langs zur Behandlung von Lebensmitteln mit ionisierter Strahlung deutlich werden, ob die Ernährungsforschung

---

Diese Zahlen stimmen mit einer Schätzung des Autors dieser Arbeit überein. Siehe: Anonym: Tagung 1972 der Deutschen Gesellschaft für Fettwissenschaft e.V. (DGF). In: Fette und Seifen 74 (1972), Nr. 11, S. 613–622, hier S. 620.

in den Vereinigten Staaten einen Vorbildcharakter für deutsche Ernährungsexperten hatte und Lang persönlich vom propagierten Forschungsrückstand auf die USA profitieren konnte.

Im anschließenden dritten Kapitel wird gezeigt, wie die Ernährungsmediziner um Konrad Lang auf die veränderten Ernährungsgewohnheiten der Bevölkerung im Zuge der »Fresswelle« reagierten. Am Beispiel der Deutschen Gesellschaft für Ernährung (DGE) soll nachgewiesen werden, dass sich die deutschen Ernährungsforscher verstärkt in Verbänden und Vereinen organisierten, um stärker in die Öffentlichkeit hineinwirken zu können. Im Kontext der Entstehung der Massenmedien wird deutlich, welche Chancen, aber auch Risiken die vermehrte Berichterstattung über ernährungswissenschaftliche Themen aus Langs Sicht barg.

In der Zusammenfassung wird schließlich auf Grundlage der gewonnenen Ergebnisse dargestellt, welche Bedeutung seine NS-Vergangenheit für Langs spätere Arbeit im Mainzer Institut hatte. Es wird weiterhin deutlich werden, welche Rolle er für die Geschichte der bundesdeutschen Ernährungsmedizin im Untersuchungszeitraum spielte und inwiefern er und seine Forschung charakteristisch für die Medizin und die Wissenschaftskultur in Westdeutschland im Untersuchungszeitraum waren.

2. Kontinuität der Ernährungswissenschaften nach 1945

2.1 Beginn der »dritten Schaffensperiode«: Konrad Langs erfolgreiche Bewerbung an der Universität Mainz

Als die Johannes Gutenberg-Universität Konrad Lang mit Beginn des Wintersemesters 1946/47 zum Direktor des Biochemischen Instituts der neugegründeten Medizinischen Fakultät berief, war er 48 Jahre alt.[36] Ein langjähriger Institutsmitarbeiter in Mainz sprach rückblickend von Langs »dritter Schaffensperiode« und verwies damit auf seine vorherigen beruflichen Wirkstätten in Kiel und Berlin.[37] Tatsächlich aber leitete Lang zum Zeitpunkt seiner Bewerbung bereits seit gut einem Jahr kommissarisch das Biochemische Institut der Universität Heidelberg. Seine Verstrickungen in Hungerexperimente an KZ-Insassen spielten zu diesem Zeitpunkt bereits keine Rolle mehr. Längst galt Lang von Seiten der amerikanischen Militärregierung als »politisch unbelastet«.[38] Diese für Langs Nachkriegskarriere ganz entscheidende Einschätzung wurde offenbar erst im Gegenzug für Langs Kooperation mit den amerikanischen Besatzungsbehörden möglich. So betonte Lang sowohl bei seiner Bewerbung als auch in späteren Jahren gegenüber Vertrauten mehrfach, er habe unmittelbar nach Kriegsende einige Monate in »wichtiger Funktion«[39] für die US-Armee gearbeitet, dabei das gesamte Aktenmaterial der Militärärztlichen Akademie ge-

36 Der Lehrbetrieb an der Universität wurde partiell zwar schon zum Sommersemester 1946 aufgenommen. Die Medizinische Fakultät folgte allerdings erst ein Semester später.

37 Karl-Heinz Bässler: Konrad Lang zum 85. Geburtstag. In: Zeitschrift für Ernährungswissenschaft 22 (1983), Nr. 3, S. 145f. In Kiel leitete Lang von 1929 bis 1936 die Labore der Städtischen Kliniken, danach führte er das Physiologisch-chemische Institut an der Militärärztlichen Akademie Berlin, s. dazu auch den »Forschungsstand« dieser Arbeit.

38 UA Mainz Best. 64/4 Personalakte Konrad Lang. Lang an den Rektor der Universität Mainz, 16.05.1946.

39 UA Mainz Best. 35/3. Lang an Dekan der Naturwissenschaftlichen Fakultät Mainz, 28.01.1954.

sichtet und »alle wichtigen Dinge über die kriegsmedizinische Forschung«[40] gesammelt. Im Gegenzug verzichteten die Alliierten auf eine Untersuchung zu Langs Rolle in der Berliner Akademie, die nach Einschätzung des Historikers Alexander Neumann durchaus zu dessen Verurteilung wegen Mitwisserschaft von verbrecherischen Versuchen oder gar wegen Mittäterschaft hätten führen können.[41] Lang ist damit ein Beispiel für den in Teilen durchaus nachsichtigen Umgang der alliierten Behörden mit vorbelasteten deutschen Wissenschaftlern und Medizinern, wenn dies den eigenen Besatzungszielen dienlich erschien.[42] Die positive Einschätzung Langs durch die amerikanischen Behörden war eine wichtige Voraussetzung für seine erfolgreiche Bewerbung in Mainz. Die französischen Behörden waren zwar durchaus darauf bedacht, nachweislichen Unterstützern des nationalsozialistischen Regimes den Zugang zu einem Lehrstuhl zu verweigern. Angesichts der engen Verstrickungen von Staat und Wissenschaft im Dritten Reich waren völlig unbelastete Professoren in der Gründergeneration der Universität aber die Ausnahme.[43] Vielmehr schien bald auch in Mainz die wissenschaftliche Reputation des Bewerbers entscheidender zu sein als seine etwaige NS-Vergangenheit.[44] Diese Prioritätensetzung kam Lang wiederum entgegen, galt er doch spätestens seit seiner Ernennung zum Direktor des Physiologisch-chemischen Instituts in der Militärärztlichen Akademie 1936 als einer der bekanntesten Biochemiker und Ernährungsphysiologen im Deutschen Reich.[45] Lang hatte in dieser Position vielfältige Kontakte in die deutschsprachige Forschungsgemeinschaft knüpfen können und auf diese griff er auch nach Kriegsende gezielt zurück, indem er renommierte – und ebenfalls bereits entnazifizierte – Forscherkollegen um wohlwollende Persönlichkeits- und Arbeitsgutachten bat. Es gehört mittlerweile zu den Allgemeinplätzen der Universitätsforschung, dass einander bekannte Wissenschaftler sich nach Kriegsende gegenseitig »Persilscheine« ausstellten und sich so gegenseitig die Wiederbesetzung eines Lehrstuhls ermöglichten.[46] Waldemar Kutscher (1898–

40 UA Mainz Best. 35/1. Lang an Waldemar Kutscher vom Biochemischen Institut der Universität Heidelberg, 21.02.1956.

41 Neumann: »Arzttum ist immer Kämpfertum«: Die Heeressanitätsinspektion und das Amt »Chef des Wehrmachtssanitätswesens« im Zweiten Weltkrieg (1939–1945), S. 364.

42 Mitchell Ash: Verordnete Umbrüche – Konstruierte Kontinuitäten: Zur Entnazifizierung von Wissenschaftlern und Wissenschaften nach 1945. In: Zeitschrift für Geschichtswissenschaft 43 (1995), Nr. 10, S. 902–923, hier S. 923.

43 Kißener: Kontinuität oder Wandel? Die erste Professorengeneration der Johannes Gutenberg-Universität Mainz, S. 99.

44 Fassnacht: Universitäten am Wendepunkt? Die Hochschulpolitik in der französischen Besatzungszone (1945–1949), S. 224f.

45 Neumann: »Arzttum ist immer Kämpfertum«: Die Heeressanitätsinspektion und das Amt »Chef des Wehrmachtssanitätswesens« im Zweiten Weltkrieg (1939–1945), S. 271.

46 Alexander Neumann: Schneller, höher, kräftiger. Physiologische Forschungsförderung der Deutschen Forschungsgemeinschaft 1920–1970. In: Die Deutsche Forschungsgemeinschaft

1981), Professor für Physiologie an der Universität Heidelberg, stand schon während des Krieges mit Lang in Forschungsfragen in Kontakt[47] und unterstützte nun dessen Bewerbung in Mainz ausdrücklich: Lang habe eine »ausgezeichnete Ausbildung« und »ausserordentliche organisatorische Erfahrungen« und sei überhaupt »derzeit derjenige deutsche Fachkollege, der am besten dazu geeignet ist, ein neues Universitätsinstitut unseres Fachs zu gründen.« Er sei darüber hinaus »parteipolitisch völlig unbelastet«, weder Mitglied der NSDAP noch irgendeiner NS-Organisation. Kutscher beteuerte, Lang habe vielmehr »wiederholt politische Schwierigkeiten wegen seiner Einstellung gehabt«.[48] Tatsächlich war Lang zwar nie Parteimitglied, sehr wohl aber, qua seines Amtes als Universitätsprofessor an der Friedrich-Wilhelms-Universität in Berlin, Mitglied des Nationalsozialistischen Lehrerbundes.[49] Durch öffentliche Kritik am NS-Regime war Lang in Berlin aber sicher nicht aufgefallen und auch nach Kriegsende lässt sich kein Hinweis für eine aktive persönliche Auseinandersetzung mit seiner Rolle in der nationalsozialistischen Ernährungspolitik finden. Auch in dieser Hinsicht unterschied sich Lang also nicht von namhaften Kollegen in der Ernährungsmedizin.[50] Einen weiteren, sehr prominenten Fürsprecher hatte Lang in Adolf Butenandt (1903–1995), Direktor des Kaiser-Wilhelm-Instituts für Biochemie in Berlin und seit 1939 Nobelpreisträger der Chemie. Die beiden waren einander durch gemeinsame Forschungsarbeiten im Krieg bekannt und anlässlich der Bewerbung Langs in Mainz schrieb Butenandt, er habe dabei »einen ausgezeichneten Eindruck« von Langs Führung im Berliner Institut gewonnen.[51] Butenandt, der selbst während des Nationalsozialismus in wissenschaftlich-industriell-politische Netzwerke eingebunden war, konnte seine Karriere im Nachkriegsdeutschland ebenfalls frühzeitig ohne größere Brüche fortsetzen und versorgte auch andere Wissenschaftler mit entlastenden Gutachten.[52] Bereits entnazifizierte Universitätsangehörige nutzten also nicht selten ihren Status, um Kollegen in einem günstigen Licht erscheinen zu lassen.[53]

1920–1970: Forschungsförderung im Spannungsfeld von Wissenschaft und Politik. Hg. von Karin Orth. Stuttgart 2010, S. 214–262, hier S. 257.

47 Neumann: Die Medizinische Fakultät: Physiologie, S. 685f.

48 UA Mainz Best. 64/4 Personalakte Konrad Lang. Waldemar Kutscher an den Rektor der Universität Mainz, 25.05.1946.

49 BArch R 4901/5746. Mitgliederkarte Nationalsozialistischer Lehrerbund Nr. 291741.

50 Thoms: Das Max-Planck-Institut für Ernährungsphysiologie und die Nachkriegskarriere von Heinrich Kraut, S. 299.

51 UA Mainz Best. 64/4 Personalakte Konrad Lang. Adolf Butenandt an den Rektor der Universität Mainz, 14.08.1946.

52 Stoff: Zur Kritik der Chemisierung und Technisierung der Umwelt. Risiko- und Präventionspolitik von Lebensmittelzusatzstoffen in den 1950er Jahren, S. 238; Stoff: Wirkstoffe. Eine Wissenschaftsgeschichte der Hormone, Vitamine und Enzyme, 1920–1970, S. 87.

53 Hofer: Zwischen Reinigung und Reintegration: Die Freiburger Universitätsmedizin nach 1945, S. 257.

Auch Lang drängte bei seiner Bewerbung erfolgreich darauf, die Universität möge seinen langjährigen Berliner Kollegen und Vertrauten Hans-Diedrich Cremer (1910–1995)[54] ebenfalls nach Mainz berufen. Cremer habe, so lobte Lang in einem späteren Gutachten, »im Laufe der schwierigen Zeitverhältnisse, die sich in Deutschland durch die Kriegs- und Nachkriegszeit ergaben, seine gute Anpassungsfähigkeit an die verschiedensten Verhältnisse erwiesen«.[55] Diese Einschätzung Langs und seine eigene Indienststellung für die amerikanischen Behörden kurz nach Kriegsende belegen Mitchell Ashs These des anpassungsfähigen Wissenschaftlers, der sich und seine Forschung auf die verschiedensten politischen und institutionellen Umstände seiner Zeit einzustellen vermochte.[56] Auch Jahre später konnte Lang an der Kollaboration der Ärzteschaft im Dritten Reich mit dem Staat offenbar nichts Anrüchiges erkennen. Der Medizinischen Fakultät der Universität Freiburg etwa, deren Mitglieder sich nach Kriegsende häufig erfolgreich gegen die Entlassung belasteter Mitarbeiter gewehrt hatten[57], attestierte Lang in einem Schreiben an einen dort ansässigen Kollegen noch 1954 eine »hervorragende Tradition«.[58]

Als die französische Besatzung kurz nach Langs Berufung doch noch ein universitätsinternes Spruchkammerverfahren anordnete, reagierte sie damit auf Kritik seitens der Bevölkerung, die den Behörden einen zu nachsichtigen Umgang mit vorbelasteten Hochschulprofessoren vorwarf.[59] Die Überprüfung aber geriet zur Farce. Alle bereits rechtskräftig entnazifizierten oder für politisch unbelastet eingeschätzten Personen musste sich gar nicht erst einer erneuten Befragung durch die Spruchkammer stellen.[60] Auch Lang wurde entsprechend sofort entlastet.[61] Noch absurder wirken die Ereignisse, führt man sich vor

54 Hans-Diedrich Cremer leitete im Krieg die physiologische Forschungsgruppe in der Heeres-Gebirgssanitätsschule St. Johann (Tirol), einer Außenstelle des Instituts für Arbeits- und Wehrphysiologie der Militärärztlichen Akademie unter Otto Ranke. Ab 1946 lehrte und forschte er am Biochemischen Institut in Mainz. 1956 übernahm Cremer in Gießen den bundesweit ersten Lehrstuhl für Ernährungslehre an einer Medizinischen Fakultät, 1963 gründete er dort den ersten eigenständigen Studiengang »Haushalts- und Ernährungswissenschaften« mit einem eigenen Lehrstuhl.

55 UA Mainz Best. 35/13. Persönlichkeitsgutachten Langs über Hans-Diedrich Cremer, 02.04.1953.

56 Mitchell Ash: Scientific Changes in Germany 1933, 1945, 1990: Towards a Comparison. In: Minerva 37 (1999), Nr. 4, S. 329–354.

57 Schleiermacher: Die universitäre Medizin nach dem Zweiten Weltkrieg: Institutionelle und persönliche Strategien im Umgang mit der Vergangenheit, S. 29.

58 UA Mainz Best. 35/3. Lang an Kollegen der Medizinischen Fakultät Freiburg, 13.05.1954.

59 Kißener: Kontinuität oder Wandel? Die erste Professorengeneration der Johannes Gutenberg-Universität Mainz, S. 104.

60 Möhler: Entnazifizierung in Rheinland-Pfalz und im Saarland unter französischer Besatzung von 1945 bis 1952, S. 347.

61 UA Mainz Best. 64/4 Personalakte Konrad Lang. Urteil der universitären Spruchkammer über Konrad Lang, 25.08.1948.

Augen, dass Lang vom Senat der Universität als vertretender Beisitzer der Spruchkammer ernannt wurde.[62] Ausnahmslos alle in Frage stehenden Professoren wurden letztlich entlastet.[63]

Bei seiner Bewerbung warb Lang bei Rektor Josef Schmid (1898–1978) damit, er könne aus Heidelberg ein komplett eingerichtetes Universitätsinstitut mit Apparaten, Büchern, Chemikalien »in einem Gesamtwert von mehreren Hunderttausend Mark« nach Mainz verlegen, sodass sein Institut »sofort arbeitsfähig« wäre.[64] Gegenüber Dritten äußerte Lang später, er habe das Institut als Dank für seine Zusammenarbeit mit den Amerikanern geschenkt bekommen[65], und auch seine Kollegen kolportierten später, er habe von den Amerikanern »aufgrund seines ungeheuren Bekanntheitsgrades« die beschlagnahmte Einrichtung des Instituts »kurzerhand zum Geschenk« erhalten.[66] Vor diesem Hintergrund wird nachvollziehbar, warum Lang sein Mainzer Institut zeitlebens auch als »persönliches Eigentum« betrachtete, dessen Verfügung er sich »selbstverständlich vorbehalte«, wie er der Universität gegenüber betonte.[67] Dieses Argument kann angesichts der in den ersten Nachkriegsjahren katastrophalen Finanzverhältnisse der Universität nicht überschätzt werden und dürfte die Entscheidung zu Langs Gunsten entscheidend beeinflusst haben. Zugleich belegt diese Episode Mitchell Ashs These, dass Wissenschaftler nach Kriegsende durchaus Apparate und Daten durch kurzfristige Verbindungen mit der jeweiligen Besatzungsmacht für sich beanspruchen und nutzbar machen konnten.[68]

---

62 UA Mainz Best. 7/120. Senatsprotokoll vom 18.12.1947.

63 Möhler: Entnazifizierung in Rheinland-Pfalz und im Saarland unter französischer Besatzung von 1945 bis 1952, S. 348.

64 UA Mainz Best. 64/4 Personalakte Konrad Lang. Lang an Universität Mainz, 16.05.1946. Das Heidelberger Institut war im Krieg Außenstelle der Militärärztlichen Akademie Berlin.

65 UA Mainz Best. 35/4. Lang an SPD-Politiker Karl Kuhn (1898–1986), Mitglied des rheinland-pfälzischen Landtags, 15.01.1951. Lang kritisierte gegenüber Kuhn wiederholte Bauverzögerungen an seinem Institut (»primitivste bauliche Zustände«) und bat den Politiker um Intervention beim LMfK RLP.

66 Karl-Heinz Bässler: In memoriam Konrad Lang. In: Infusionstherapie 12 (1985), Nr. 6, S. 268f., hier S. 268.

67 UA Mainz Best. 64/4 Personalakte Konrad Lang. Aktenvermerk Rektoramt Universität Mainz, 20.09.1946.

68 Mitchell Ash: Wissenschaft und Politik als Ressourcen für einander. In: Wissenschaften und Wissenschaftspolitik: Bestandsaufnahmen zu Formationen, Brüchen und Kontinuitäten im Deutschland des 20. Jahrhunderts. Hg. von Rüdiger vom Bruch und Brigitte Kaderas. Stuttgart 2002, S. 32–51, hier S. 45.

2.2 »Wenn eine Katastrophe verhütet werden soll«: Hungererfahrung als neue Legitimation für Ernährungswissenschaft

Ganz allgemein wurde die rasche Wiedereröffnung der Medizinischen Fakultäten in allen Besatzungszonen durch den Zusammenbruch des öffentlichen Gesundheitsdienstes und die in Teilen katastrophale medizinische Versorgung der Bevölkerung beschleunigt.[69] Im Vordergrund der »Notstandspolitik« der Alliierten stand die ausreichende medizinische Versorgung der Bevölkerung durch entsprechend ausgebildete Ärzte, die im Falle der Kooperation mit den Besatzungsbehörden mit Vergünstigungen rechnen konnten. Zahlreiche Ärzte, die als politisch vorbelastet galten, wurden entgegen anderslautender Bestimmungen nicht entlassen, wenn sie über nützliches Spezialwissen verfügten, welches nicht ohne weiteres ersetzbar war.[70] Angesichts der wachsenden Gefahr von Seuchen und anderen Erkrankungen aufgrund unzureichender hygienischer Bedingungen war für die Besatzungsmächte eine Verbesserung der medizinischen Versorgung der Bevölkerung unerlässlich. Vor allem die Amerikaner befürchteten, einer eintretenden gesundheitlichen Notsituation nicht gewachsen zu sein, und sahen ihre gesamten Besatzungsziele gefährdet.[71] Mit ihrer Sorge, dass hungernde Menschen weder willens noch fähig seien würden, den Wiederaufbau des zerstörten Landes zu stemmen, griffen die Militärbehörden unbewusst eine der zentralen Thesen der medizinischen Ernährungsphysiologie seit den 1930ern auf. Schon im Rahmen der Autarkie- und Rüstungspolitik der Nationalsozialisten galt eine »vollwertige Ernährung« nämlich als Voraussetzung für Gesundheit, Leistung sowie Arbeitsfähigkeit des »Volkskörpers«.[72] Die naturwissenschaftlich fundierte Bilanzforschung der Ernährungsexperten postulierte entsprechend, man könne Nahrungsaufnahme und geleistete Arbeit in ein bilanziertes Verhältnis zueinander setzen, eine ausreichende Bilanz als Ideal aufstellen und davon eine ausreichende Ernährung herleiten.[73] Nach Kriegsende knüpften deutsche Ernährungsmediziner nahtlos an diese For-

69 Schleiermacher: Die universitäre Medizin nach dem Zweiten Weltkrieg: Institutionelle und persönliche Strategien im Umgang mit der Vergangenheit, S. 27.

70 Sabine Schleiermacher: Gesundheitspolitische Traditionen und demokratische Herausforderung: Gesundheitspolitik in Niedersachsen nach 1945. In: Geschichte der Gesundheitspolitik in Deutschland: von der Weimarer Republik bis in die Frühgeschichte der »doppelten Staatsgründung«. Hg. von Wolfgang Woelk. Berlin 2002, S. 265–284, hier S. 273.

71 Ellerbrock: »Healing democracy« – Demokratie als Heilmittel. Gesundheit, Krankheit und Politik in der amerikanischen Besatzungszone 1945–1949, S. 304.

72 Neumann: Ernährungsphysiologische Humanexperimente in der deutschen Militärmedizin 1939–1945, S. 154–160.

73 Barlösius: Soziologie des Essens: eine sozial- und kulturwissenschaftliche Einführung in die Ernährungsforschung, S. 63f.

schungen an und experimentierten in großer Kontinuität zur Kriegsforschung über Symptome, Verlauf und Auswirkung des Hungers, aber auch über Stoffwechselfragen und Lebensmitteltechnologie, Vorratspflege und über die Anreicherung von Lebensmitteln mit Nährstoffen.[74] In ihren Forschungen wurden die Ernährungsmediziner von den Alliierten ausdrücklich unterstützt, sahen diese in den Forschungen doch eine Voraussetzung für den Erfolg der Besatzung insgesamt.[75] Deutsche Ernährungsmediziner wiederum sahen die Kriegsexperimente, auf welche sie nun zurückgriffen, vorrangig pragmatisch. Allein der Krieg habe Gelegenheit für wissenschaftliches Datenmaterial geboten, das in Friedenszeiten nicht hätte erhoben werden können, lautete ein klassisches Argument, das in Kreisen der Wehrmedizin schon seit 1918 immer wieder herangezogen worden war.[76] Lang selbst äußerte Jahre später in einem ähnlich nüchtern-distanzierten Ton, »die Massenexperimente zweier Weltkriege und ihre Folgen« hätten »eine wesentliche Abrundung des Gesamtbildes von Stoffwechsel und Ernährung gebracht«.[77] Damit teilte Lang die in der Ärzteschaft nach Kriegsende häufig formulierte Überzeugung, man müsse die erfolgreiche, wertfreie Kriegsforschung getrennt von der ideologischen, verbrecherischen Naziherrschaft betrachten.[78] Tatsächlich genoss die deutsche Medizin, sieht man ausdrücklich von den Humanexperimenten ab, auch nach Kriegsende internationales Renommee, und so hofften die Alliierten, sich diese Forschung für ihre Besatzungsziele zunutze machen zu können.[79] Deshalb konnten deutsche Ernährungsmediziner, waren sie erst einmal rehabilitiert, auch nach 1945 ungehindert in Fachzeitschriften publizieren. So veröffentlichte Lang noch ein Jahr nach Kriegsende in der »Klinischen Wochenschrift« weitere Ergebnisse eines noch zu Kriegszeiten begonnenen und in Teilen publizierten Tierversuches zur Kälteresistenz bei Unterernährung.[80] Spätestens nachdem die Nürnberger Ärzteprozesse die Verwicklung von Medizinern in Gräueltaten des NS-Regimes für die Öffentlichkeit sichtbar gemacht hatten, suchten diese nach einer neuen Legitimation für ihr Fach und ihre Person in einem demokratischen Deutschland.

74 Uwe Spiekermann: Pfade in die Zukunft? Entwicklungslinien der Ernährungswissenschaft im 19. und 20. Jahrhundert. In: Die Zukunft der Ernährungswissenschaft. Hg. von Gesa Schönberger und Uwe Spiekermann. Berlin, Heidelberg 2000, S. 23–46, hier S. 33.

75 Ellerbrock: Gesundheit und Krankheit im Spannungsfeld zwischen Tradition, Kultur und Politik: Gesundheitspolitik in der amerikanischen Besatzungszone 1945–1949, S. 328.

76 Neumann: Nutritional physiology in the »Third Reich« 1933–1945, S. 59.

77 Konrad Lang und Otto Friedrich Ranke: Stoffwechsel und Ernährung. Berlin u. a. 1950.

78 Seemann: Die politischen Säuberungen des Lehrkörpers der Freiburger Universität nach dem Ende des Zweiten Weltkrieges (1945–1957), S. 147.

79 Schleiermacher: Die universitäre Medizin nach dem Zweiten Weltkrieg: Institutionelle und persönliche Strategien im Umgang mit der Vergangenheit, S. 38.

80 u. a. Konrad Lang und W. Grab: Kälteresistenz und Ernährung: Einfluss der Fettzufuhr auf die Kälteresistenz. In: Klinische Wochenschrift 24/25 (1946), Nr. 1, S. 37–40.

Die schlechte Versorgungslage der Bevölkerung bot ihnen daher eine willkommene Gelegenheit, die Relevanz ihrer Forschung erneut unter Beweis zu stellen.[81] Dazu griffen sie die Sorgen der Alliierten und der Bevölkerung vor einer weiteren Verschlechterung der Versorgung auf. So schrieb Lang im Mai 1948 in der »Klinischen Wochenschrift«: »Wir leben seit mehr als 7 Jahren unter einem Ernährungsregime, das in zunehmendem Maße nicht nur quantitativ völlig unzureichend ist, sondern auch schwere qualitative Mängel aufweist.« Eiweiße, Fette und fettlösliche Vitamine würden »in gänzlich ungenügenden Mengen« zugeführt und die unzureichende »Volksernährung« gefährde die Gesundheit der Menschen.[82] Der qualitative Aspekt der Lebensmittel war ein Schwerpunkt ernährungsphysiologischer Forschung während des Dritten Reichs.[83] Außerdem griff Lang den im Nationalsozialismus zentralen Leistungsgedanken wieder auf und forderte, eine Verbesserung der Versorgung der Bevölkerung sei »besonders für die Erhaltung voller Arbeitsfähigkeit und damit für die Volkswirtschaft« von »ungeheurer Bedeutung«.[84] Auch die Betonung der wirtschaftlichen Bedeutung einer optimalen Ernährung war Teil der nationalsozialistischen Ernährungspolitik gewesen. Daher orientierte sich Lang sowohl in der Wortwahl als auch in den Themen sehr eng an den Hungerarbeiten im Dritten Reich. Besonders eindringlich war Langs Warnung 1949, ohne eine spürbare Verbesserung der Versorgung sei bei einem Teil der Bevölkerung »der Hungertod nach einigen Monaten zu erwarten«.[85] Damit befeuerte Lang die Sorgen der Besatzungsmächte und bot die eigene Forschung zur Lösung des Versorgungsproblems an. Ungeachtet der zunehmenden Radikalität seiner Wortwahl hatte die Unterversorgung der Bevölkerung insgesamt weniger drastische Konsequenzen als zunächst von deutschen und alliierten Behörden befürchtet. Tatsächlich gab es im besetzten Deutschland kaum einen Todesfall, der unmittelbar auf den Hunger zurückzuführen war.[86] Lediglich die Todesfälle durch die erhöhte Infektionsgefahr stiegen leicht an, doch blieben auch sie deutlich unter den Befürchtungen der Alliierten. Lang hingegen versuchte die bei den Behörden aufkeimende Hoffnung auf eine positive Entwicklung der Versorgungslage aufgrund der Rationierungsmaßnahmen zu untergraben. Er teilte damit den Eigenanspruch vieler Mediziner nach Kriegsende, nach welchem nur durch deren fachliche

81 Prüll: Innovationen der Medizin im »Stern« 1948–1955, S. 307f.

82 Konrad Lang: Die physiologischen Aufgaben des Nahrungsfettes. In: Klinische Wochenschrift 26 (1948), Nr. 17–18, S. 257–260, hier S. 257.

83 Barlösius: Soziologie des Essens: eine sozial- und kulturwissenschaftliche Einführung in die Ernährungsforschung, S. 69f.

84 Lang und Ranke: Stoffwechsel und Ernährung, S. 57.

85 UA Mainz Best. 35/50. Vortrag »Die Ernährungsverhältnisse der westeuropäischen Länder in der Kriegs- und Nachkriegszeit und ihre Auswirkungen«, 1949, S. 4f.

86 Ellerbrock: »Healing democracy« – Demokratie als Heilmittel. Gesundheit, Krankheit und Politik in der amerikanischen Besatzungszone 1945–1949, S. 305.

Unterstützung das Versorgungsproblem dauerhaft zu lösen sei. Lang führte entsprechend aus, die moderate Entwicklung der Todesfälle erweise doch letztlich nur, dass der Bevölkerung neben den Rationsmengen »noch zusätzlich andere Lebensmittel zur Verfügung« gestanden haben müssten.[87] Damit spielte er ganz offensiv auf den Schwarzmarkt, den Selbstanbau und das Hamsterwesen an, durch die vor allem die Stadtbevölkerung ihre Situation nachhaltig verbessern konnte. Mit seinen Worten stellte er daher offen in Frage, ob die Alliierten aus eigener Kraft die Versorgung der Bevölkerung würden garantieren können.

Parallel zu dieser Entwicklung zogen die Besatzungsbehörden neben deutschen Verwaltungsstellen auch zunehmend deutsche Wissenschaftler in die Planungen für ein wirtschaftlich und politisch selbstständiges Deutschland mit ein. Mit Errichtung der Bizone im August 1947 wurde in Frankfurt am Main schließlich die Verwaltung für Ernährung, Landwirtschaft und Forsten (VELF) des Vereinigten Wirtschaftsgebietes gegründet. Die VELF bildete sich aus Politikern und Experten, die zusammen die Forderung der Alliierten nach maximaler Produktionssteigerung sichern und damit den Weg zur Verbesserung der Versorgungslage ebnen sollten.[88] Außerdem erstellte die VELF die Nahrungstabellen mit Angaben zum Nährwert einzelner Lebensmittel, auf deren Grundlage die Rationierungsmengen bestimmt wurden. Dafür zog die VELF Ernährungsexperten aus den Westzonen zu Rate, zu denen neben Konrad Lang auch Hans-Diedrich Cremer (1910–1995) und Heinrich Kraut (1893–1992) gehörten. In Ausschuss-Sitzungen der VELF übte Lang 1948 deutliche Kritik an den Nahrungsmitteltabellen der Alliierten. So hätten die aufgeführten Zahlenwerte die Qualität der Lebensmittel vor Kriegsbeginn zur Grundlage, während der tatsächliche Kaloriengehalt der einzelnen Nahrungsmittel mittlerweile kriegsbedingt durch den schlechten Zustand des Schlachtviehs und durch Streckung der Nahrungsmittel »erheblich unter den vom Kontrollrat festgesetzten Zahlen« liege.[89] Die Daten würden in der Folge ein insgesamt »viel zu günstiges Bild der Ernährungslage vortäuschen«.[90] Erneut warnte Lang davor, lediglich die quantitativen Aspekte der Versorgung zu beachten, und forderte einen stärkeren Fokus auf die Qualitätsforschung. In starker Kontinuität zu seinen Forschungen in der Militärärztlichen Akademie[91] warb Lang auch in der

87 UA Mainz Best. 35/50. Vortrag »Die Ernährungsverhältnisse der westeuropäischen Länder in der Kriegs- und Nachkriegszeit und ihre Auswirkungen«, 1949, S. 4f.

88 Werner Tornow: Die Entwicklungslinien der landwirtschaftlichen Forschung in Deutschland unter besonderer Berücksichtigung ihrer institutionellen Formen. Hiltrup 1955, S. 183.

89 UA Mainz Best. 35/50. Vortrag »Die Ernährungsverhältnisse der westeuropäischen Länder in der Kriegs- und Nachkriegszeit und ihre Auswirkungen«, 1949, S. 2.

90 Konrad Lang: Die Physiologie der Ernährung. In: Die Ernährung: Physiologie, Pathologie, Therapie. Hg. von Konrad Lang und Rudolf Schoen. Berlin u.a. 1952, S. 65–134, hier S. 67.

91 Neumann: »Arzttum ist immer Kämpfertum«: Die Heeressanitätsinspektion und das Amt »Chef des Wehrmachtssanitätswesens« im Zweiten Weltkrieg (1939–1945), S. 267f.

VELF für die Möglichkeit der Lebensmittelanreicherung mit Eiweißen und Vitaminen.[92] Der Ausschuss schloss sich der Forderung Langs zwar an, forderte aber weitergehende Untersuchungen.[93] Nachdem sich die Versorgungslage dann infolge des »European Recovery Programs« und durch die Währungsreform in den Folgemonaten stabilisiert hatte,[94] blieb die Diskussion letztlich ohne konkrete Folgen. Unabhängig davon zeigt Langs Berufung in diesen Ausschuss der VELF aber sehr deutlich, wie dringend die Behörden auf Ernährungsmediziner wie Lang und deren Kriegsforschungen angewiesen waren. Aus diesem Umstand wollte Lang ganz offensichtlich Kapital schlagen, als er im Dezember 1947 von der rheinland-pfälzischen Landesregierung eine bessere Zusammenarbeit von Ernährungsmedizinern und staatlichen Dienststellen im Land forderte. So schrieb er, die Nahrungsmittelknappheit bringe »völlig neue wissenschaftliche Probleme mit sich«, die nur durch »langfristige Forschungsarbeit« lösbar seien. Es erscheine daher aus seiner Sicht »wünschenswert, Ärzte und Wissenschaftler im Lande Rheinland-Pfalz mehr als bisher in die Bearbeitung von Ernährungsmaßnahmen einzuschalten.« Erneut unterstrich Lang damit den Anspruch der westdeutschen Ärzteschaft, eine wichtige Rolle bei der Suche nach Lösungen des Versorgungsproblems zu spielen. Lang führte im gleichen Schreiben weiter aus, der beste Weg für die Lösung der anstehenden Probleme sei die Schaffung eines »neutralen und allseits unabhängigen« Ernährungsinstituts, das alle ärztlichen und nahrungsmittelchemischen Probleme für die Regierung bearbeiten könnte. Sein eigenes Universitätsinstitut biete dafür die besten Voraussetzungen aller Einrichtungen im Lande, »weil es ohne größere zusätzliche finanzielle Belastung sofort im Stande wäre, für die Regierung alle das Gebiet der Ernährung berührenden wissenschaftlichen Fragen zu bearbeiten.« Auf dieser Grundlage könnten dann »objektive Schlussfolgerungen« gezogen werden, wodurch der Regierung »die Verantwortung für alle ernährungspolitisch notwendigen Maßnahmen erleichtert« werde.[95] Lang vertrat damit nach Kriegsende noch eine Position, die bereits im ausgehenden 19. Jahrhundert im Zuge der Entstehung der »Wissensgesellschaft« vor allem unter Naturwissenschaftlern und Medizinern prominent geworden war. Sie hielten sich für objektiver und unabhängiger als Nicht-Wissenschaftler, glaubten aufgrund ihrer Wissenschaftlichkeit über mehr Informationen zu verfügen und damit letztlich politische Fragen besser beurteilen können als wissenschaftliche Laien. Dadurch würden vor allem sie dem Gemeinwohl dienen, lautete ihre

92 UA Mainz Best. 35/50. Protokoll der VELF-Sitzung am 13.12.1948.

93 Siegfried Walter Souci: Vorarbeiten zur Herausgabe von Nährwerttabellen. Besprechung am Institut für vegetative Physiologie in Frankfurt/Main am 8. November 1947. In: Zeitschrift für Lebensmitteluntersuchung und -forschung 88 (1948), Nr. 5, S. 533–535.

94 Trittel: Hunger und Politik. Die Ernährungskrise in der Bizone (1945–1949), S. 185.

95 UA Mainz Best. 35/50. Lang an Landesregierung Rheinland-Pfalz, 06.12.1947.

These.[96] Lang war, wie die folgenden Kapitel noch häufiger zeigen werden, ein klassischer Vertreter dieser »traditionellen« Denkweise. Die deutsche Ärzteschaft warb darüber hinaus nach 1945 für ihre Forschungen mit dem Argument, diese diene, viel stärker als im europäischen Ausland, letztlich dem Allgemeinwohl in der ganzen Gesellschaft.[97] Auch Lang vertrat wiederholt dieses Argument und wies bei seinen Kontaktaufnahmen mit deutschen Behörden immer wieder auf die unmittelbaren positiven praktischen Folgen seiner Forschungen für die ganze Gesellschaft hin, etwa als er sich im August 1949 beim Landesministerium für Wirtschaft Rheinland-Pfalz (LMfW RLP) um finanzielle Unterstützung für den Ausbau des Instituts bewarb. Er betonte darin den unmittelbaren wirtschaftlichen Nutzen des Mainzer Instituts und seiner Ernährungsforschung für das Land, schließlich seien Institut und die Ernährungsphysiologie »unstreitig auf das engste mit der Wirtschaft verbunden«. Obwohl sich die Versorgungslage zu diesem Zeitpunkt bereits deutlich verbessert zeigte, behauptete Lang gegenüber dem Ministerium, die Ernährungsverhältnisse seien weiterhin »angespannt« und könnten »nach Beendigung der Marshall-Hilfe erneut kritisch werden«. Diese Warnung verband er mit einem eindringlichen Appell: Alle Fragen zur Mangelernährung »müssen zwangsläufig in relativ kurzer Zeit gelöst sein, wenn eine Katastrophe verhütet werden soll.« Die Lösung solch »schwerwiegender und großer Probleme« aber brauche Zeit und daher sei es »entscheidend und wichtig«, dass die Bearbeitung »sofort und von sachkundiger Seite in Angriff« genommen werde. Dafür biete sich sein Institut besonders an.[98] Indem Lang die ohnehin prekäre Versorgungslage dramatisierte, wollte er die Behörden unter Zugzwang setzen und damit den Ausbau seines Biochemischen Instituts in ein Ernährungsinstitut durchsetzen. Lang hatte die Bedeutung der Hungerkrise für die Besatzungsmächte also frühzeitig erkannt und versuchte daraus persönlich Kapital zu schlagen. Obwohl die Gründung eines eigenständigen Ernährungsinstituts letztlich nicht zustande kam, folgten Kooperationen und Zusammenarbeiten zwischen Lang und verschiedenen staatlichen Behörden. So untersuchte Lang für das rheinland-pfälzische Landesministerium für Gesundheit (LMfG RLP) und die Stadt Mainz unter anderem den Nährwertgehalt des Mensa-Essens auf dem Mainzer Campus und im Stadtkrankenhaus Mainz[99] und er kritisierte die aus seiner Sicht ungenügende

96 Gebhard Kirchgässner: Zur Politischen Ökonomie der wissenschaftlichen Politikberatung. In: Sachverständige Politikberatung: Funktionsbedingung oder Gefährdung der Demokratie? Hg. von Karl-Peter Sommermann. 2015, S. 53–74, hier S. 56f.

97 Ulrike Lindner: Gesundheitspolitik in der Nachkriegszeit: Großbritannien und die Bundesrepublik Deutschland im Vergleich. München 2004, S. 517f.

98 UA Mainz Best. 35/12. Lang an LMfW RLP, 03.08.1949.

99 UA Mainz Best. 35/20. Lang an LMfG RLP, 18.11.1948.

Qualität der Speisen.[100] Hier zeigen sich große Parallelen zur Medizinischen Fakultät der Universität Freiburg, die ebenfalls im Auftrag der Stadt Ernährungsgutachten über die Versorgungslage der Freiburger anfertigte.[101]

Unabhängig davon machen die Kontaktaufnahmen Langs mit den Landesbehörden bereits sein zentrales Problem bei der Generierung von Forschungsgeldern in den Folgejahren deutlich: Als Universitätsinstitut war es finanziell vom rheinland-pfälzischen Kultusministerium (LMfK RLP) abhängig, das die Förderung ernährungswissenschaftlicher Forschung aber außerhalb seines Zuständigkeitsbereichs wähnte. Wiederholt wurden Langs Förderanträge daher abschlägig beurteilt und man verwies darauf, die Universität selbst sei für die Weitergabe von Fördergeldern aus einem vom Ministerium bereitgestellten Fördertopf verantwortlich. Lang schien bei der oben beschriebenen Kontaktaufnahme zum LMfW RLP bereits einen solchen Verweis auf das zuständige LMfK RLP zu erwarten, schließlich argumentierte er im gleichen Schreiben: »Grundsätzlich wird den Direktoren von Universitäts-Instituten freie Forschungstätigkeit zugesichert. In dieser Eigenschaft als freie Forscher sind die Direktoren der Universitäts-Institute unabhängig vom Kultusministerium.«[102] Lang griff damit auf das Humboldt'sche Ideal der Freiheit von Forschung und Lehre zurück, mit dem in der frühen Bundesrepublik viele Universitätsprofessoren kokettierten, um sich vom Führerideal des Dritten Reiches zu distanzieren. Vor allem naturwissenschaftliche Forscher betonten nach 1945 zudem, ihre Forschung sei Grundlagenforschung. Damit wollten sie ihre Arbeiten als »reine«, unabhängige und objektive Forschung deklarieren und sich vom Stigma des »Spielballs der Politik« befreien, das der anwendungsbezogenen Forschung seit dem Ende des Dritten Reichs anhaftete. Zugleich sollte die Betonung der Grundlagenforschung ein Gegenbild zum sozialistischen Planungsmodell darstellen und so dabei helfen, den Freiheitsbegriff der westlichen Demokratien zu unterstreichen.[103] Entsprechend betonte auch Konrad Lang vor allem in den ersten Nachkriegsjahren wiederholt, sein Institut betreibe Grundlagenforschung auf dem Ernährungsgebiet und Fortschritt in seinem Fachgebiet werde nur gelingen, wenn alle der Ernährungswissenschaft zugrundeliegenden naturwissenschaftlichen Probleme erörtert würden.[104]

100 UA Mainz Best. 35/20. Lang an Kurator der Universität Mainz, 22.09.1948.

101 Nadine Kopp: Vertrauensbildende Maßnahmen: Die Medizinische Fakultät Freiburg und ihr Verhältnis zur Öffentlichkeit in den 1950er Jahren am Beispiel der Poliomyelitis-Impfung. In: Universität, Wissenschaft und Öffentlichkeit in Westdeutschland (1945 bis ca. 1970). Hg. von Sebastian Brandt et al. Stuttgart 2014, S. 323–342, hier S. 326f.

102 UA Mainz Best. 35/12. Lang an LMfW RLP, 03.08.1949.

103 Thoms: Ressortforschung und Wissenschaft im 20. Jahrhundert. Das Beispiel der Reichs- und Bundesanstalten im Bereich der Ernährung, S. 29.

104 UA Mainz Best. 35/11. Lang an Kollegen in Frankfurt/Main, 26.11.1951.

Nach Gründung der Bundesrepublik Deutschland aus den drei westlichen Besatzungszonen wurde im September 1949 das Bundesministerium für Ernährung, Landwirtschaft und Forsten (BMfE) gegründet. In enger Anlehnung an die Ziele in der VELF sollte die zentrale Aufgabe des Ministeriums in den ersten Jahren seines Bestehens die Ausarbeitung eines Agrar- und Ernährungsprogramms sein, das in erster Linie von volkswirtschaftlichen, volksgesundheitlichen und agrarstrukturellen Gesichtspunkten bestimmt werden sollte.[105] Zugleich sollte das BMfE dabei helfen, die zahlreichen Konflikte verschiedener sozialer Gruppen, die in der Bundesrepublik über die gerechte Verteilung der ohnehin knappen Ressourcen nach Kriegsende stritten, zu entschärfen. Die junge Demokratie stand nämlich vor der Herausforderung, Bombenopfer, Flüchtlinge, Kriegsheimkehrer, NS-Opfer und »Mitläufer« während der Zeit des Nationalsozialismus zu befrieden und in einem gemeinsamen Land zu integrieren. Die gerechte Verteilung von Nahrungsmitteln und die Versorgung aller Bevölkerungsschichten mit ausreichender und qualitativ hochwertiger Nahrung wurden gemeinhin als Maßstab gesehen, an dem sich die junge Demokratie nun messen lassen müsse. Entsprechend führte das Ende der Rationierungsmaßnahmen im März 1950 letztlich nur zu einer kurzzeitigen Legitimationskrise der Ernährungsmedizin und schon kurz darauf nahm die Förderung der Eiweiß- und Vitaminforschung mit dem Ziel, den Nährwert der Lebensmittel zu verbessern, einen hohen Stellenwert in der Forschungspolitik des BMfE ein. Damit übernahm das Ministerium letztlich genau jene Qualitäts- und Bilanzforschung, welche die Ernährungsmediziner schon im Dritten Reich vorangetrieben hatten und an die sie nun wiederum anschließen konnten.[106] Das BMfE wurde ab den 1950er Jahren zum wichtigsten Förderer ernährungsphysiologischer Forschungsarbeiten allgemein und, wie die nächsten Kapitel zeigen werden, wichtiger Ansprechpartner Konrad Langs. Er selbst äußerte rückblickend ähnlich distanziert-pragmatisch wie beim Thema Kriegsforschung, die Folgen der Rationierungsmaßnahmen nach Kriegsende hätten die Kenntnisse über die Bedeutung der Ernährung »wesentlich erweitert.«[107] Zugleich wussten Vertreter der Ernährungsmedizin ihre Forschung zur Verbesserung der Versorgungslage vor allem als Gewinn für das Gemeinwohl zu verkaufen. Der Biochemiker und Ernährungswissenschaftler Joachim Kühnau (1901–1983) etwa kokettierte noch 1964 damit, die Ernährungsforschung nach Kriegsende habe »dazu beigetragen, die Besatzungsmächte davon zu überzeugen, daß eine Erholung Deutschlands ohne ausreichende Ernährung seiner Bevölkerung nicht möglich« sei. Damit

105 Tornow: Die Entwicklungslinien der landwirtschaftlichen Forschung in Deutschland unter besonderer Berücksichtigung ihrer institutionellen Formen, S. 220.

106 Ebd., S. 250f.

107 UA Mainz Best. 35/50. Vortrag »Die Ernährungsverhältnisse der westeuropäischen Länder in der Kriegs- und Nachkriegszeit und ihre Auswirkungen«, 1949, S. 1.

habe die Ernährungsmedizin aus seiner Sicht »zur Gesundung und zum wirtschaftlichen Wiederaufbau Deutschlands einen wesentlichen, viel zu wenig bekannten Beitrag geleistet«.[108]

Fazit

Die Ernährungswissenschaft, so konnte gezeigt werden, erwies sich auch nach 1945 als florierender Forschungszweig, der an Vorarbeiten seit den 1930er Jahren und an die Initiativen der NS-Zeit erfolgreich anknüpfen konnte. Auch die meisten Ernährungsmediziner erlebten daher 1945, trotz nachweislich enger Kooperationen mit den nationalsozialistischen Machthabern, nicht als einen Bruch in ihrer akademischen Karriere. Die Ursachen dafür waren vielfältig und offenbarten tiefgreifende strukturelle Probleme der Besatzungspolitik. Zahlreiche Wissenschaftler und Ärzte distanzierten sich nach Kriegsende zwar vom NS-Unrechtsregime, verwiesen aber ganz pragmatisch und opportunistisch auch auf erzielte Forschungserfolge, die ohne notwendige Kompromisse im Dritten Reich nicht möglich gewesen wären. Angesichts der schlechten Versorgungslage bot die Hungerforschung schließlich ein willkommenes Arbeitsfeld, mit dessen Hilfe Ernährungsmediziner neu für ihr Fach werben und neue Legitimation für ihre Forschung in Politik und Gesellschaft sichern konnten. Dabei nutzten sie die Sorgen der Alliierten vor negativen Folgen einer unkontrollierten Hungersnot für deren Besatzungsziele geschickt aus. Auch nach Ende der Rationierungsmaßnahmen fanden Ernährungsmediziner wie Lang immer neue Argumente, mit denen sie die Fortsetzung ihrer staatlich geförderten Forschung begründen konnten, denn die Nahrungsmittelverteilung blieb ein Thema mit großer gesellschaftlicher Sprengkraft. Darüber hinaus vertrat Lang das seit dem 19. Jahrhundert in Wissenschaftskreisen äußerst populäre Argument, nach dem Wissenschaftler aufgrund ihrer Objektivität besser als der Laie über wichtige politisch-gesellschaftliche Themen zum Wohle der ganzen Gesellschaft entscheiden könnten. Langs Hauptargument für die Förderwürdigkeit seiner Arbeit, er betreibe Grundlagenforschung, die letztlich dem Allgemeinwohl in der Gesellschaft diene, entspricht damit exakt dem Argumentationsmuster der deutschen Wissenschaften seiner Zeit. Insofern ist Lang nicht nur ein typischer Vertreter des Übergangs der autoritären Kriegsmedizin hin zur demokratischen Nachkriegsmedizin, sondern ein klassischer Repräsentant der deutschen Wissenschaften nach 1945 insgesamt.

108 Joachim Kühnau: Professor Heinrich Kraut 70 Jahre. In: Zeitschrift für Lebensmitteluntersuchung und -forschung 125 (1964), Nr. 2, S. 103–106, hier S. 105.

3. Lang als »Wissenschaftsmanager«: Ernährungsmediziner als Berater von Politik und Wirtschaft

3.1 Debatte über Brotanreicherung: »Soziale Verpflichtung« für »vulnerable Individuen«?

Der wirtschaftlichen Entwicklung der Bundesrepublik ab den 1950er Jahren wird rückblickend angesichts ihrer unerwarteten Dynamik und einschneidenden Wirkung auf soziale wie ökonomische Verhältnisse im Land eine zentrale Rolle für die Entstehung der Massenkonsumgesellschaft eingeräumt. Von 1950 bis 1960 wuchs das Bruttosozialprodukt in der Bundesrepublik stärker als in Großbritannien, Frankreich oder auch den USA[109] und die industrielle Produktion in Westdeutschland stieg im gleichen Zeitraum um rund 150 Prozent.[110] Diese Entwicklung wäre ohne die Steigerung der Arbeitsproduktivität durch Massenproduktion und den Trend zu Großunternehmen mit geringen Produktionskosten nicht möglich gewesen.[111] Viele Kleinunternehmen mussten infolgedessen schließen, wodurch die Zahl der Arbeitslosen im Frühjahr 1950 bereits auf knapp zwei Millionen gestiegen war und damit zeitweise sogar über der Zahl der Erwerbslosen Anfang der 1930er Jahre lag. Diese Gruppe der Erwerbslosen musste, darüber darf der geradezu euphorische Blick auf die wirtschaftliche Entwicklung der 50er Jahre nicht hinwegtäuschen, angesichts ihrer geringen Kaufkraft weiterhin bedeutende Einschränkungen sowohl hinsichtlich der Qualität wie auch Quantität der Lebensmittel hinnehmen. Im Januar 1950, als die meisten Arbeitnehmer bereits wieder um die 3000 Kalorien täglich verzehrten, mussten die Erwerbslosen mit einer Hungerration von durchschnittlich 1817 Kalorien auskommen. Arbeitslose, Rentner und Fürsorgeempfänger waren

109 Sabine Haustein: Vom Mangel zum Massenkonsum: Deutschland, Frankreich und Großbritannien im Vergleich 1945–1970. Frankfurt am Main u. a. 2007, S. 39f.

110 Christoph Königs: Internalisierung der Esskultur zwischen Mangel, Überfluss, Diversität und Innovationen am Beispiel der Bundesrepublik Deutschland. Aachen 2014, S. 95.

111 Siegfried Kupper: Wirtschaftspolitik und Wirtschaftsentwicklung. In: Deutsche Zeitgeschichte von 1945 bis 2000: Gesellschaft, Staat, Politik. Hg. von Clemens Burrichter. Berlin 2006, S. 683–729, hier S. 689.

damit auf eine Ernährung angewiesen, die insgesamt noch stark den Hungerrationen der Schwarzmarktzeit glich.[112] Regierungsstellen befürchteten eine erneute Radikalisierung in der Gesellschaft, denn Anfang der 1950er Jahre war es angesichts knapper Ressourcen noch nicht gelungen, die verschiedenen gesellschaftlichen Gruppen und Akteure im Land nachhaltig zu befrieden. Die Legitimation des noch jungen Staates hing in großem Maße davon ab, ob er in der Lage wäre, alle seine Bürger mit ausreichender und qualitativ hochwertiger Nahrung zu versorgen. Entsprechend befand sich die junge Bundesrepublik mit ihrem Modell der sozialen Marktwirtschaft infolge dieser Entwicklung in einer ernsten Krise und Ernährungsmedizinern wie Konrad Lang wurde durch ihre Forschungen eine wichtige Rolle bei der Befriedung der verschiedenen Interessen zugetraut.[113] Als im Sommer 1950 als Folge der Nachwirkungen der Währungsreform und des Beginns des Korea-Kriegs die Preise für Lebensmittel, insbesondere für Getreide, stark anstiegen, flammte in der Bundesrepublik die Debatte über den künftigen grundsätzlichen wirtschaftspolitischen Kurs des Landes vollends auf. Fragen zur generellen Rolle des Staates und seine Interventionsmöglichkeiten in den freien Markt im vermeintlichen Interesse des Verbrauchers bestimmten die Diskussion über die Entstehung des Sozialstaats.[114] Auch nach Ende der Ernährungskrise bildete die Nahrungsverteilung genug Sprengstoff für soziale Konflikte.[115] Führende Politiker beobachteten daher die Preisentwicklung für Getreide mit zwangsläufig ansteigenden Brotpreisen mit Sorge.[116] Angesichts der wachsenden Komplexität der sozialen, technologischen, wirtschaftlichen, ökologischen und kulturellen Sachthemen konnte die Politik entscheidungsrelevante Informationen zunehmend aber nicht mehr selbst beschaffen, sondern beauftragte vermehrt Wissenschaftler mit dieser Aufgabe.[117] Der Wissenschaft an sich wurde im gesellschaftlichen Diskurs eine überaus wichtige Rolle zugesprochen. Wissenschaftler, so lautete der gesellschaftliche Grundkonsens jener Zeit, sollten der Politik auf der Grundlage ihrer objektiven und unabhängigen Forschung Vorschläge für die Lösung großer

112 Erker: Ernährungskrise und Nachkriegsgesellschaft: Bauern und Arbeiterschaft in Bayern 1943–1953, S. 393.

113 Barlösius: Soziologie des Essens: Eine sozial- und kulturwissenschaftliche Einführung in die Ernährungsforschung, S. 63f.

114 Harm Schröter: Konsumpolitik und »Soziale Marktwirtschaft«: Die Koexistenz liberalisierter und regulierter Verbrauchsgütermärkte in der Bundesrepublik der 1950er Jahre. In: Konsumpolitik: Die Regulierung des privaten Verbrauchs im 20. Jahrhundert. Hg. von Hartmut Berghoff. Göttingen 1999, S. 113–134, hier S. 115f.

115 Erker: Hunger und sozialer Konflikt in der Nachkriegszeit, S. 406.

116 Trittel: Hunger und Politik. Die Ernährungskrise in der Bizone (1945–1949), S. 206.

117 Brinckmann: Wissenschaftliche Politikberatung in den 60er Jahren. Die Studiengruppe für Systemforschung 1958 bis 1975, S. 98.

gesellschaftlicher Probleme unterbreiten.[118] Der Staat wiederum solle vornehmlich jene Wissenschaften fördern, die am wahrscheinlichsten Lösungen für große gesellschaftliche Probleme und Themen bereithielten und den sozialen Frieden im Land sichern würden, so der allgemeine Konsens.[119] Die Frage nach der ausreichenden Versorgung aller Bevölkerungsschichten mit qualitativ und quantitativ ausreichenden Lebensmitteln war Anfang der 1950er ein eben solches Problem, für dessen Lösung die Bundesregierung und speziell das mit dem Sachthema betraute BMfE vermehrt auf ernährungswissenschaftliche Expertise setzte.[120] Ernährungsmediziner wie Konrad Lang hatten damit Gelegenheit, ihr Wissen und ihre Forschung im Auftrag des Staates für das proklamierte »Gemeinwohl« anzuwenden. Damit praktizierten sie wenige Jahre nach Kriegsende erneut Ernährungs- und letztlich Gesundheitspolitik. Im Januar 1950 beauftragte das BMfE Konrad Lang und Heinrich Kraut (1893–1992), zwei der angesehensten Ernährungsexperten der Bundesrepublik, damit, ein Gutachten über die allgemeine Ernährungslage in Deutschland anzufertigen und praktische Vorschläge für eine Verbesserung der Versorgungslage zu machen. Zu diesem Zeitpunkt köchelte die Sozialstaats-Debatte schon länger vor sich hin, wurde durch das Gutachten der beiden Ernährungsexperten aber erneut angeheizt, denn Lang und Kraut kamen in dem Gutachten im Mai jenes Jahres zu dem Schluss, seit der Währungsreform bestünden »wesentliche Unterschiede« im Ernährungszustand der Bevölkerungsschichten je nach Höhe des Einkommens: »Wer ein genügendes Einkommen hat, kann sich heute im Bundesgebiet eine in jeder Beziehung vollwertige Ernährung beschaffen; aber ein erheblicher Teil der Bevölkerung verfügt nicht mehr über das genügende Einkommen.«[121] Aufgrund der durchschnittlichen Lebensmittelpreise, so rechneten die beiden im Gutachten vor, müsse jeder Bundesbürger im Schnitt 1 DM am Tag für eine ausreichende quantitative und qualitative Ernährung aufbringen: »Wir müssen also annehmen, dass alle erwachsenen Personen, die weniger als 1 DM für ihre Ernährung aufwenden können, nicht mehr ausreichend ernährt sind.« Bedenke man dann noch die Höhe der Restausgaben zum täglichen Leben, seien die Ergebnisse alarmierend: »Wir kommen so zu dem Ergebnis, daß im Bundesgebiet mindestens 8,3 Millionen Menschen, das sind 17,5 % der Bevölkerung,

118 Ebd., S. 13.

119 Sybilla Nikolow: Wissenschaft, Öffentlichkeit und die Rolle der Medien: Problematik, Konzepte und Forschungsfragen. In: Universität, Wissenschaft und Öffentlichkeit in Westdeutschland (1945 bis ca. 1970). Hg. von Sebastian Brandt. Stuttgart 2014, S. 39–58, hier S. 44.

120 Tornow: Die Entwicklungslinien der landwirtschaftlichen Forschung in Deutschland unter besonderer Berücksichtigung ihrer institutionellen Formen, S. 201f.

121 BArch B 116/8368. Gutachten »Über die Eiweißversorgung des deutschen Volkes im Bundesgebiet und über die Zweckmäßigkeit eines Eiweißzusatzes zum Brotmehl« vom 04.05. 1950.

von 47,7 Millionen, sich keine zu voller Ernährung ausreichende Kost beschaffen können.« Fast ein Fünftel der Bevölkerung leide unter einem akuten Eiweißmangel.[122] Die Zahlen der beiden Ernährungsexperten zeichneten also eine dramatische Lage der Versorgungslage in der Bevölkerung, die Gruppe der Betroffenen ging in ihrer Statistik weit über die rund zwei Millionen Arbeitslosen jener Zeit hinaus. Auch die Methodik, über das Durchschnittseinkommen auf den Verbrauch an Lebensmitteln zu schließen, ließ durchaus Raum für Kritik und Spekulationen. Dieser Gefahr waren sich Lang und Kraut offensichtlich bewusst, verteidigten sie im gleichen Gutachten doch schon ihre Vorgehensweise, indem sie darauf hinwiesen, dass es nach Kriegsende noch keine valide Haushalterhebung gegeben habe.[123] Kraut nannte die Methodik später »unbefriedigend, aber alternativlos«.[124] In einem weiteren Gutachten im Oktober 1951 konkretisierte Lang seine Vorschläge, wie dem Eiweißmangel in der Bevölkerung entgegenzuwirken sei, und forderte, alle Brotsorten im deutschen Handel mit Eiweißzusätzen anzureichern. »Die gestellte volksgesundheitliche und sozialpolitische Aufgabe wird ganz gewiss nicht gelöst werden, wenn man es erneut versuchen würde, mit einem »Arme-Leute-Brot« nur an jene 8 oder 10 Millionen Verbraucher heranzutreten, denen in erster Linie gedient und geholfen werden soll.«[125] Das war als deutliche Kritik an der im Juli 1950 angelaufenen Brotsubventionierung der Regierung Adenauers zu verstehen, welche sich angesichts steigender Getreidepreise dazu entschlossen hatte, ein subventioniertes »Konsumbrot« zu einem stabilen Preis auf den Markt zu bringen. Gewerkschaften und SPD kritisierten die Einführung des Konsumbrotes als »Arme-Leute-Brot« harsch und fürchteten eine Stigmatisierung der Käufer.[126] Diese Kritik griff Lang direkt auf, indem er nun die gleiche abwertende Bezeichnung für das Konsumbrot verwendete. Weiterhin erklärte Lang, von einem »Erfolg« könne man erst sprechen, wenn die Anreicherung »grundsätzlich auf die gesamte Broterzeugung« ausgedehnt werde, schließlich würden sich die verschiedenen Brotsorten auf dem deutschen Markt »in ihrer überwiegenden Mehrzahl« für die Beimischung von Magermilchpulver und anderen hochwertigen Eiweißträgern eignen.[127] Die Verbesserung der Eiweißversorgung sei insgesamt ein »vordringliches Problem«, dessen Lösung keinen Aufschub dulde.[128]

122 Ebd.
123 Ebd.
124 UA Mainz Best. 35/14. Besprechung im BMfE, 22.07.1952.
125 BArch B 116/8368. »Denkschrift über die Eiweißanreicherung des Brotes« vom 30.10.1951.
126 Erker: Hunger und sozialer Konflikt in der Nachkriegszeit, S. 406–408.
127 BArch B 116/8368. »Denkschrift über die Eiweißanreicherung des Brotes« vom 30.10.1951.
128 BArch B 116/8368. Vortrag in Bundesanstalt für Getreideforschung in Detmold: »Die Eiweißfrage beim Brot und die Verbesserung des Getreideeiweiß im Brot« vom 30.05.1950.

Lang und Kraut implizierten durch die verschiedenen Gutachten und Einlassungen, der Staat werde seiner Rolle als Träger der kollektiven Daseinsvorsorge bislang nicht gerecht und dieser Missstand könne letztlich nur durch die Umsetzung ihrer Forschungen zur Lebensmittelanreicherung behoben werden.[129] Dadurch legitimierten die Ernährungsexperten ihre Forschungen bis weit in die 1950er Jahre hinein. Die Forderungen der beiden Ernährungswissenschaftler lösten vor allem aufgrund ihrer Radikalität innerhalb der Wissenschaftsgemeinschaft, der Politik und der unmittelbar betroffenen Backindustrie ein breites Echo aus. Das BMfE lobte die Arbeiten Langs und Krauts ausdrücklich. Ohne die Zahl von acht Millionen Betroffenen im Detail zu kommentieren, stellte es fest, »daß ein nicht unerheblicher Teil der Bevölkerung des Bundesgebietes (Wohlfahrtsempfänger, Rentner, Arbeitslose, Kurzarbeiter) sich nicht so mit Eiweiß [...] versorgen kann, wie es im Interesse der Erhaltung der Gesundheit und Leistungsfähigkeit erforderlich ist.« Auch die Eiweißanreicherung des Brotes unterstütze man, »da es das am weitesten verbreitete Nahrungsmittel ist«.[130] Deutliche Kritik äußerte hingegen die Backindustrie, die steigende Produktionskosten befürchtete und betonte, »auf keinen Fall«[131] dürfe ein Zwang zur Lebensmittelanreicherung ausgeübt werden. Der Arbeitsverband der Deutschen Handelsmühlen ging in seiner Kritik noch weiter und warf dem BMfE vor, lediglich die landwirtschaftliche Produktion von Magermilchpulver und Soja, die beide für die Brotanreicherung in Frage kämen, subventionieren zu wollen. Dadurch wolle man die Landwirte als wichtige Wählerklientel besänftigen. Die bisherige Forschung erscheine außerdem wissenschaftlich zu wenig fundiert.[132] Das Ministerium wies diesen Vorwurf brüsk zurück. Grund für das Engagement des Ministeriums sei »allein die Sorge um eine ausreichende Ernährung der gesamten Bevölkerung«. Es gehe »keinesfalls darum, der Landwirtschaft den Absatz der Magermilch zu sichern«.[133] Die Fronten schienen verhärtet und so führte das Gutachten zunächst zu keinen unmittelbaren praktischen Konsequenzen.[134] Das BMfE berief Lang und Vertreter der Backindustrie im Juli 1952 zur Vermittlung in einen Ausschuss, der sich mit den wissenschaftlich-technischen Fragestellungen der Eiweißanreicherung beschäftigen sollte.[135] Als diese Sitzungen keinen entscheidenden Fortschritt brachten, intervenierte Lang im Oktober 1952 erneut beim BMfE und unter-

129 Brinckmann: Wissenschaftliche Politikberatung in den 60er Jahren. Die Studiengruppe für Systemforschung 1958 bis 1975, S. 175.
130 BArch B 116/8368. BMfE an LMfW Ba-Wü, September 1950.
131 BArch B 116/8368. Vermerk einer Besprechung im BMfE vom 22.07.1952.
132 UA Mainz Best. 35/14. Protokoll der Sitzung im BMfE vom 22.07.1952.
133 BArch B 116/8368. Protokoll der Sitzung im BMfE vom 29.03.1952.
134 BArch B 116/8368. Vermerk einer Besprechung im BMfE vom 22.07.1952.
135 UA Mainz Best. 35/9. BMfE an Lang, 24.05.1952.

strich, »daß der Eiweißmangel, wie er in der Denkschrift dargestellt wurde, auch heute noch besteht«. Eine Anreicherung des Brotes mit den vorgesehenen Eiweißstoffen sei eine »wirksame Maßnahme« und aus seiner Sicht alternativlos: »Wir können einen geeigneteren Weg zur Behebung des Eiweißmangels als die Anreicherung des Brotes nicht vorschlagen.«[136] Obwohl die praktische Umsetzung der Lebensmittelstreckung zunächst also kaum Fortschritte machte, festigte Lang durch das zitierte Gutachten im BMfE seine Position als Experte für ernährungsphysiologische Fragestellungen. Schon im Januar 1951 berief das BMfE Lang in den Wissenschaftlichen Beirat des Ministeriums »zur beratenden Mitwirkung an der Bearbeitung wissenschaftlicher Fragen auf dem Gebiete der Land- und Ernährungswirtschaft«.[137] Außerdem zog das BMfE Lang in den folgenden Jahren immer wieder als »ernährungsphysiologischen Sachverständigen« zu Sitzungen über die Eiweißanreicherung im Brot hinzu.[138] [139]

Offenbar ermutigt durch seine nunmehr unbestrittene Expertenrolle im BMfE unternahm Lang einen erneuten Anlauf zur Realisierung eines eigenen Ernährungsinstituts in Mainz und bat das BMfE um finanzielle Unterstützung. Dabei wiederholte Lang seine Kritik, seine Forschungen würden vom LMfK RLP zu wenig gefördert, denn es habe kompetenzbedingt »nur wenig Interesse« an ernährungsphysiologischen Fragestellungen.[140] Das BMfE zeigte zwar grundsätzlich Verständnis für Langs Lage und betonte, man lege »großen Wert« auf eine Kooperation »in verstärktem Umfange« und halte es daher für »wünschenswert«, wenn Lang in einem »modern eingerichteten Institut ernährungsphysiologische Arbeiten« durchführen könne.[141] Trotzdem verwies es darauf, als Bundesministerium nicht in die Kompetenzen des LMfK RLP eingreifen zu wollen. Als Kompromiss schlug das Bundesministerium vor, Lang solle beim LMfE RLP um Unterstützung zu bitten. Diesen Rat setzte Lang zwar unmittelbar in die Tat um,[142] doch auch diese Intervention scheiterte letztlich an Kompetenzstreitigkeiten. Das LMfE verwies Lang ungerührt wieder an das LMfK RLP, das alleine für ihn zuständig sei. Letztlich scheiterte eine großzügigere Förderung der Forschungsarbeiten also an der Tatsache, dass Langs Universitätsinstitut zwar dem Landeskultusministerium unterstellt war, welches aber nur wenig Interesse an ernährungswissenschaftlicher Forschung aufbrachte und wiederholt darauf verwies, nur die Universität entscheide über die

136 BArch B 116/8368. Vermerk im BMfE nach Telefongespräch mit Lang, 25.10.1952.
137 BArch B 116/8287. Berufungsschreiben des BMfE an Lang, 30.01.1951.
138 UA Mainz Best. 35/5. BMfE an Lang, 23.05.1953.
139 UA Mainz Best. 35/6. Sitzungsprotokoll im BMfE, 28.07.1955.
140 UA Mainz Best. 35/4. Lang an Heinrich Kraut, 12.02.1951. Lang bat Kraut vom Max-Planck-Institut für Arbeitsphysiologie in Dortmund um Intervention beim Ministerium.
141 BArch B 116/407. BMfE an Lang, 19.02.1951.
142 UA Mainz Best. 35/12. Lang an LMfE RLP, 01.03.1951.

Verteilung der vom Ministerium in einem Fördertopf bereitgestellten Gelder. Damit ist dieser Konflikt ein gutes Beispiel für die zu jener Zeit in Wissenschaftskreisen häufig geäußerte Kritik, universitäre Forschung und damit der wissenschaftliche Fortschritt in der Bundesrepublik als Ganzes werde durch unflexible Behördenentscheidungen behindert. Diese Kritik führte Ende der 1950er Jahre zu einer deutlichen Ausweitung der außeruniversitären Forschung, von der man sich kürzere Entscheidungswege und damit eine effektivere Forschung erhoffte.[143] Seine Pläne für ein eigenes Ernährungsinstitut in Mainz verwarf Lang schließlich, machte aber gegenüber dem LMfK RLP noch mehrfach auf die steigende Bedeutung seines Instituts aufmerksam und warb damit, sein Institut beschäftige sich »als einziges Universitätsinstitut in Westdeutschland mit der Ernährungsphysiologie« und zähle auf diesem Gebiet mittlerweile »zu einem der führenden Institute zum mindesten in Europa«.[144]

Parallel dazu liefen Langs Forschungen zur Eiweißanreicherung weiter. Als das BMfE im Frühjahr 1951 bei der Ausschreibung seiner Gelder ein »möglichst praktisches Interesse« der geförderten Arbeiten zum Wohle der gesamten Gesellschaft und eben nicht nur für Partikularinteressen anmahnte,[145] betonte Lang, die Frage der Eiweißanreicherung sei letztlich eine Forderung, »welche die Ernährungsphysiologie im Interesse der Allgemeinheit heute mit einer guten Begründung stellen kann und auch stellen muss.«[146] Erneut griff Lang damit ein zentrales Argument deutscher Mediziner jener Zeit auf, das besagte, die medizinische Forschung diene insgesamt letztlich dem Allgemeinwohl. Das entsprach dem gesellschaftlichen Konsens jener Zeit, nach welchem Forschung der ganzen Gesellschaft zugutekommen müsse.[147] Lang warb ferner damit, sein Institut betreibe schon »seit vielen Jahren« Forschung zu ernährungsphysiologischen Fragen und zwar »sowohl was Praxis als auch Grundlagenforschung angeht«. Auch der Verweis auf die Grundlagenforschung war ein klassisches Argument deutscher Wissenschaftler und Ernährungsmediziner nach 1945, mit dem sie sich von der anwendungsbezogenen Forschung im Dritten Reich distanzieren wollten. Lang fuhr fort, es sei zu erwarten, »dass kurzfristig wertvolle Ergebnisse vorliegen werden.«[148] Ihm wurden daraufhin 30.000 DM zur Fort-

143 Siegfried Buchhaupt: Die Gesellschaft für Schwerionenforschung: Geschichte einer Großforschungseinrichtung für Grundlagenforschung. Frankfurt/Main u.a. 1995, S. 96.

144 UA Mainz Best. 35/13. Lang an LMfK RLP, 14.01.1953.

145 UA Mainz Best. 35/11. Heinrich Kraut vom Max-Planck-Institut für Arbeitsphysiologie informierte Lang über die Ausschreibung, 27.06.1951.

146 BArch B 116/8368. Vortrag in Bundesanstalt für Getreideforschung in Detmold: »Die Eiweißfrage beim Brot und die Verbesserung des Getreideeiweiß im Brot« vom 30.05.1950.

147 Lindner: Gesundheitspolitik in der Nachkriegszeit: Großbritannien und die Bundesrepublik Deutschland im Vergleich, S. 517f.

148 UA Mainz Best. 35/12. Lang an BMfE, 24.08.1951.

setzung seiner Forschungen zugewiesen.[149] Dieses Beispiel zeigt sehr eindrucksvoll, auf welche Weise es Lang im Laufe seines Forscherlebens immer wieder gelang, Forschungsgelder zu akquirieren. Waren die richtigen Kontakte einmal geknüpft, konnten er und seine Kollegen immer wieder darauf zurückgreifen, indem sie auf Vorarbeiten hinwiesen und die praktische Bedeutung ihrer Forschung für die Gesellschaft hervorhoben. Lang entsprach damit dem Idealtypus eines Wissenschaftlers und Leiters eines Universitätsinstituts in den 1950er und 1960er Jahren, wie ihn bereits die Historikerin Andrea Brinckmann beschrieb. Dieser habe als Wissenschaftsmanager »idealerweise Projektmanagement, Öffentlichkeitsarbeit, bürokratisches Geschick für Budget- und Organisationsverhandlungen sowie wissenschaftliche Kompetenz« verbunden.[150] Lang entspricht dieser Definition des »Wissenschaftsmanagers« in herausragender Weise und er verstand es insgesamt äußerst geschickt, seine wissenschaftlich-medizinische Forschung mit wirtschaftlichen Interessen zu kombinieren. Dadurch ist er darüber hinaus ein typischer Vertreter der westdeutschen Ärzteschaft in der Zeit des Wirtschaftswunders insgesamt. Die Bewältigung der zahlreichen medizinischen Nachkriegsprobleme hatte bereits nach 1945 zu einer insgesamt großen Kontinuität im Gesundheitswesen der Bundesrepublik und zu einer starken Stellung der Ärzte in diesem System geführt. Tatsächlich wurden der Ärzteschaft in den Folgejahren immer mehr Kompetenzen zugesprochen, etwa als ihnen die individuelle Schwangerschaftsvorsorge anvertraut wurde. Vor allem profitierte die Ärzteschaft aber wirtschaftlich von den eigenständigen Verhandlungen mit den Krankenkassen, die ihnen im Kassenarztgesetz von 1955 garantiert worden waren. Besonders der niedergelassene Arzt wurde mehr und mehr zum Kleinunternehmer, der medizinische und wirtschaftliche Interessen zu verbinden wusste. Auch Lang darf durchaus als klassischer Vertreter dieses geschäfts- und wirtschaftsorientierten Medizinertypus gesehen werden.[151]

Vor dem Hintergrund des spürbaren wirtschaftlichen Aufschwungs im Land betonte Lang bei anderer Gelegenheit gegenüber dem Bundesministerium für Wirtschaft (BMfW), der unmittelbare praktische Nutzen seiner Forschung zur Eiweißanreicherung liege »in der Steuerung von Nahrungsmittelimporten und der bestmöglichen Verwertung der Importe sowie in der Frage einer Vergrößerung der eigenen Erzeugung von Lebensmitteln in Deutschland«.[152] Die

149 UA Mainz Best. 35/4. BMfE an Lang, 04.10.1951.

150 Brinckmann: Wissenschaftliche Politikberatung in den 60er Jahren. Die Studiengruppe für Systemforschung 1958 bis 1975, S. 46.

151 Lindner: Gesundheitspolitik in der Nachkriegszeit: Großbritannien und die Bundesrepublik Deutschland im Vergleich, S. 37f.; Wolfgang Woelk und Silke Fehlemann: Geschichte der Gesundheitspolitik in Deutschland: Von der Weimarer Republik bis in die Frühgeschichte der »doppelten Staatsgründung«. Berlin 2002.

152 UA Mainz Best. 35/20. Lang an BMfW, 28.04.1949.

Wirtschaft galt als Motor des beginnenden Wirtschaftswunders und solche Projekte, welche dem Wirtschaftssektor Deutschlands förderlich waren, wurden vorrangig unterstützt. Tatsächlich wies das BMfW Lang daraufhin die angeforderten 10.000 DM für die Fortführung seiner Forschungen zur Eiweißanreicherung zu.[153] Zur gleichen Zeit gingen vom selben Ministerium Fördergelder für Forschungsprojekte an weitere Universitätsinstitute der Universität Mainz. So erhielt das Gerichtsmedizinische Institut 3.000 DM, während die Nervenklinik und die Hals-Nasen-Ohren-Klinik je 5.000 DM erhielten.[154] Langs Institut wurde also vergleichsweise großzügig gefördert, das zeigt die große Bedeutung, die man seinen ernährungsmedizinischen Forschungen auch in diesem Ministerium beimaß. Nachdem weitere Versuche im Institut laut Lang zeigen konnten, dass »schon die Zulage kleiner Mengen« Sojaöl oder Trockenmagermilch den Nährwert des Brotes »erheblich« verbessere und dieser Effekt auch durch den anschließenden Backprozess nicht geschmälert werde, forderte Lang vom BMfE wiederum offensiv die Anreicherung.[155]

Abgesehen von seiner gefestigten Expertenrolle im BMfE und parallel zur großzügigen finanziellen Forschungsförderung der Versuche durch verschiedene Ministerien konnte Lang die Thematik der Eiweißanreicherung nutzen, um die ernährungsmedizinische Forschung insgesamt wieder in die internationale Wissenschaftsgemeinschaft zu integrieren. Die deutsche Ernährungsmedizin, die sich nach 1945 infolge der Autarkiepolitik der Nationalsozialisten und der Kriegsereignisse auf dem internationalen Parkett vollkommen isoliert wiederfand,[156] konnte mit Hilfe ihrer Forschungen langsam wieder Anschluss finden zu Kollegen des Auslandes. Diese Entwicklung ist exemplarisch für die Reintegration der westdeutschen Medizin auf internationalem Parkett insgesamt in den 1950er Jahren.[157] Kongresse, Tagungen und Symposien verschafften deutschen Ernährungsmedizinern die Bühne, um ihr Fach und ihre Forschungsthemen auch international wieder zu legitimieren. So argumentierte Lang auf dem Kongress der landwirtschaftlichen Industrien in Rom im März 1952 vor internationalen Fachvertretern, die Eiweißanreicherung sei »ein technisch lösbares Problem« und biete gerade für die Backindustrie die Möglichkeit, ein qualitativ

153 UA Mainz Best. 35/12. BMfW an Lang, 13.10.1950.

154 LHA Ko 910/14421. Die Gelder wurden vom LMfK RLP verteilt, 01.03.1951.

155 UA Mainz Best. 35/12. Lang an BMfE, 15.01.1952.

156 Ulrich Wengenroth: Die Flucht in den Käfig. Wissenschaft und Innovationskultur in Deutschland 1900–1960. In: Wissenschaften und Wissenschaftspolitik: Bestandsaufnahmen zu Formationen, Brüchen und Kontinuitäten im Deutschland des 20. Jahrhunderts. Hg. von Rüdiger vom Bruch. Stuttgart 2002, S. 52–59, hier S. 53.

157 Lindner: Gesundheitspolitik in der Nachkriegszeit: Großbritannien und die Bundesrepublik Deutschland im Vergleich, S. 517.

höherwertiges Produkt herzustellen.[158] Auch beim Internationalen Brotkongress in Hamburg 1955[159] und bei einem Kongress in Amsterdam 1956 warb er offensiv für die Anreicherung. Zugleich forderte Lang bei der Deutschen Landwirtschafts-Gesellschaft (DLG), in deren »Ausschuss für Ernährung und Nahrungsmittelkunde« er Mitglied war, Unterstützung ein für seine Bemühungen beim BMfE. Lang argumentierte, die DLG vertrete »einen großen Teil der Nahrungsproduzenten« und solle daher »unter allen Umständen« auch Einfluss nehmen auf Fragen der Lebensmittelqualität und sich darüber hinaus »möglichst aktiv auch in die Fragen der Ernährungslenkung einschalten«, denn bei den verantwortlichen Behörden werde »nicht immer planvoll und nach ernährungsphysiologischen Überlegungen gehandelt«. Die DLG könne hier »segensreiche Arbeit« leisten.[160] Lang suchte also ganz gezielt den Schulterschluss mit Vertretern der Lebensmittelindustrie, um den Druck auf das BMfE zu erhöhen, die von ihm favorisierte Brotanreicherung nun endlich umzusetzen. Diese »Allianz« von Wissenschaft und Industrie, wie sie vor allem in außeruniversitären Instituten der 1960er Jahre gelebt wurde, war Anfang der 1950er Jahre noch wenig verbreitet und insofern kann Lang in diesem Aspekt eine Vorreiterrolle zugewiesen werden. Lang kritisierte das BMfE wiederholt für die nur schleppende Umsetzung seiner Forschungen. Er bedauere es »außerordentlich«, dass seine Arbeiten bislang »keinerlei praktische Anwendung« gefunden hätten, obwohl führende internationale Forscher und auch führende Vertreter der Backindustrie seine Forschungen mittlerweile unterstützten.[161] Offensichtlich durch diese Kritik aufgeschreckt fasste das BMfE im Sommer 1953 den Entschluss, einen Großversuch zur Brotanreicherung mit Magermilchpulver durchzuführen.[162] »Ausschlaggebend« für diese Entscheidung, so formulierte es das BMfE in seiner Begründung knapp, seien die in den vorhergehenden Jahren von »namhaften Ernährungsphysiologen« gemachten Beobachtungen, nach denen man die Versorgung bestimmter Bevölkerungsschichten mit tierischem Eiweiß als unzureichend bezeichnen müsse. Der Großversuch solle in sechs bevölkerungsreichen Großstädten möglichst eines Bundeslandes realisiert werden, das dann auch die Federführung des Projektes übernehmen solle. Die Wahl fiel schließlich auf Köln, Düsseldorf, Dortmund, Bielefeld, Bochum und

158 UA Mainz Best. 35/13. Bericht über die auf dem 9. Internationalen Kongress der landwirtschaftlichen Industrien in Rom gehaltenen Vorträge, 11.03.1953.

159 Konrad Lang: Ernährungsphysiologische Probleme beim Brot. In: Zeitschrift für Lebensmitteluntersuchung und -forschung 105 (1957), Nr. 1, S. 53.

160 UA Mainz Best. 35/11. Lang an DLG, 20.11.1951.

161 UA Mainz Best. 35/13. Lang an BMfE, 11.03.1953.

162 BArch B 116/8369. Dieser Zeitpunkt lässt sich aufgrund einer Anmerkung des BMfE im Papier zum Abschluss der Aktion zurückverfolgen. Das Abschlusspapier ist auf den 25.01.1955 datiert.

Krefeld, die Leitung übernahm das LMfE NRW. Der Versuch sollte vorrangig die Akzeptanz der Eiweißmischung in der Bevölkerung testen[163] und lief ein gutes halbes Jahr, von November 1953 bis März 1954. In dieser Zeit wurden nach Ministeriumsangaben 150 Tonnen Magermilchpulver in ca. sechs Millionen Broten verarbeitet. Die Werbemaßnahmen kosteten rund 145.000 DM und wurden vom BMfE getragen.[164] Das Ministerium betonte als Ergebnis des Brotversuchs, das Eiweißbrot habe »eine gute Aufnahme« bei den Verbrauchern gefunden und auch Kritiker in den Wirtschaftsorganisationen des Bäckerhandwerks und der Bäcker selbst hätten überzeugt werden können. Darüber hinaus sah das BMfE die wirtschaftliche Durchführbarkeit des Brotprogramms bestätigt und erkannte in seiner Umsetzung gar eine Vorbildfunktion für andere Industrieländer: »Das Programm darf nicht mit dem Argument widerlegt werden, dass es immer und in allen Ländern gewisse Bevölkerungsteile gäbe, die unterernährt seien. Schließlich kann ja keine Regierung ihr gebotene Möglichkeiten zur Verbesserung der Volksernährung bzw. zur Beseitigung sozialer und gesundheitlicher Notstände nur deshalb unausgenützt lassen, weil andere Regierungen in anderen Ländern auch nichts unternähmen.«[165] Vor dem Hintergrund der oben beschriebenen sozialen Verwerfungen im Land spiegelt sich auch in diesen Worten der Anspruch der Politik wider, vorrangig solche Forschungsprojekte zur fördern, die letztlich dem sozialen Frieden im Land nützlich seien. Der Großversuch kann daher durchaus als großer Erfolg für Lang gesehen werden, wurden durch ihn doch die praktische Umsetzbarkeit und die Wirtschaftlichkeit seiner Forschungen für alle Beteiligten offensichtlich. Das BMfE war von der Nützlichkeit des Programms sogar derart überzeugt, dass es ankündigte, den Großversuch von NRW »baldigst« auf alle Städte ab 50.000 Einwohner im ganzen Bundesgebiet auszudehnen. Die Deutsche Gesellschaft für Ernährung (DGE), deren wissenschaftlicher Vorsitzender Lang mittlerweile war, sollte die wissenschaftliche Exaktheit der Verbraucheraufklärung verantworten und mit einem zweckgebundenen Zuschuss von zunächst 50.000 DM unterstützt werden.[166] Das ist ein gutes Beispiel für die Verquickung wissenschaftlicher und wirtschaftlicher Interessen, die Lang durch seine Forschung beide zu bedienen versuchte, und ein weiterer Beleg für die oben genannte These des »Wissenschaftsmanagers«. Seine Berufungen in ministerielle Gremien und industrielle Verbände sowie seine Gutachtertätigkeiten für diese Institutionen nutzte Lang geschickt, um weitere Fördergelder zu akquirieren. Von der erfolgreichen Brotanreicherung mit Eiweiß beflügelt, rückten zahlreiche Ernährungsmedizi-

163 Ebd.
164 BArch B 116/8369. Abschlussbericht der Aktion im BMfE, 25.01.1955.
165 Ebd.
166 BArch B 116/8369. Notiz des BMfE, 14.01.1954.

ner die Idee der Anreicherung mit weiteren Wirkstoffen, Spurenelementen und Nährstoffen in den Fokus. Besonders die Vitamine übten schon seit ihrer Entdeckung zu Beginn 20. Jahrhunderts eine Faszination auf die Ernährungswissenschaft aus, wurden diesen »akzessorischen Lebensmitteln« doch von Beginn an eine ganz zentrale Rolle für die Gesundheit des Menschen zugesprochen. Erst durch ihre Entdeckung war das bis dahin vorherrschende quantitative und kalorisch-energetische Paradigma in der Ernährungswissenschaft abgelöst worden durch ein qualitatives Konzept von Nahrung. Auch im Dritten Reich spielten Ernährungsfragen zu Vitaminen daher eine sehr wichtige Rolle und selbst nach Kriegsende blieben Untersuchungen zum Vitamingehalt und zur Vitaminisierung von Lebensmitteln ebenso präsent in der ernährungsmedizinischen Forschung wie die Ausarbeitung von Vitaminbestimmungsmethoden.[167] Die Erforschung von Vitaminen fiel damit rückblickend in einen Zeitraum, der durch eine Weltwirtschaftskrise, zwei Weltkriege mit Nahrungsmittelrationierungen und folglich immensen gesundheitlichen Problemen in der Bevölkerung geprägt war. Entsprechend waren diese Forschungsthemen keinesfalls Neuland für die Ernährungsmediziner und der Nutzen der Vitamine auch für Laien, Politiker und die Industrie leicht nachvollziehbar. Vitamine avancierten vor diesem Hintergrund auch zu wichtigen Produkten der Pharmaindustrie.[168] So führte Lang im Mainzer Institut mit finanzieller Unterstützung des Pharmaunternehmens »Hoffmann La Roche AG«, das großes Interesse an einer Vitaminisierung von Lebensmitteln bekundete, Tierversuche zum Vitaminmangel durch. Das Unternehmen förderte die Versuche mit insgesamt 3.000 DM.[169] An diesem Beispiel zeigt sich wiederum eine enge Verquickung wissenschaftlicher und wirtschaftlicher Interessen, die Lang zugleich verfolgte. In seinem Abschlussgutachten betonte er wenig überraschend, die Vitaminanreicherung einzelner Lebensmittel sei »von allergrößter Bedeutung«[170] und »alle seriösen Ernährungsphysiologen« teilten mittlerweile die Auffassung, dass ein großer Teil der Bevölkerung neben dem Eiweißmangel auch an einem Vitaminmangel leide. Deshalb sei eine Anreicherung von Weizenmehlprodukten mit Vitaminen »wünschenswert«. Durch die konsequente Vitaminisierung von Mehl und Brot werde die Nahrung wieder »vollwertig« gemacht.[171] Mit diesem Vokabular knüpfte Lang auffällig an die Wortwahl der Ernährungsexperten aus dem

167 Stoff: Wirkstoffe. Eine Wissenschaftsgeschichte der Hormone, Vitamine und Enzyme, 1920–1970, S. 276f.

168 Thoms: Vitaminfragen – kein Vitaminrummel? Die deutsche Vitaminforschung in der ersten Hälfte des 20. Jahrhunderts und ihr Verhalten zur Öffentlichkeit, S. 87f.

169 UA Mainz Best. 35/16. Lang an La Roche AG, 04.12.1952.

170 UA Mainz Best. 35/7. Vortrag »Behandlung von Lebensmitteln mit chemischen Zusätzen« in Berlin am 31.01. und 01.02.1955.

171 UA Mainz Best. 35/2. Gutachten Langs vom 15.12.1954.

Dritten Reich an, die stets die »Vollwertigkeit« der Lebensmittelzusammensetzung angemahnt hatten.[172] Während aber in der Frage der Forderung der Eiweißanreicherung unter deutschen Ernährungsexperten weitgehend Konsens herrschte, regte sich bei Langs Vorschlag zur Vitaminisierung von Lebensmittel bald Unmut unter anderen Ernährungsexperten. Sie warfen ihm einen »Vitaminisierungsaktionismus« vor und forderten vor konkreten praktischen Schritten weitere Untersuchungen ein. Heinrich Kraut etwa, in der Eiweißanreicherung noch sein engster Verbündeter, betonte, er könne »ein Anzeichen bedrohlichen Vitaminmangels« nicht erkennen. Andere Kollegen warfen Lang vor, er wolle lediglich die Verbraucher beeinflussen und die Industrie unterstützen. Mit medizinisch-ernährungsphysiologischen Argumenten ließe sich die Notwendigkeit einer Vitaminisierung des Brotmehls jedenfalls nicht begründen, kritisierten sie. Auch die Brotindustrie zeigte sich aus Sorge, dass Brot zu einem Arzneimittel mutiere, deutlich ablehnend gegenüber einer Vitaminisierung.[173] Lang hingegen begründete seinen Einsatz für die Vitaminisierung, ganz ähnlich wie bei der Eiweißanreicherung, mit der »sozialen Verpflichtung«, welche die Ernährungswissenschaft für Menschen mit niedrigem Einkommen, Alkoholiker und Sozialrentner habe. Diese »vulnerablen« Individuen seien durch eine suboptimale Vitaminzufuhr stärker gefährdet als der Rest der Bevölkerung.[174] Ernährungsmediziner wie Lang betonten in den 1950ern immer wieder den humanitären Aspekt ihrer Forschungen, der ihrem Fach weitere Legitimation durch Politik und Gesellschaft sichern sollte. Ohne dieses humanitäre Motiv in Abrede stellen zu wollen, dürften bei Lang aber auch finanzielle Interessen für die Fortsetzung der Vitaminversuche eine wichtige Rolle gespielt haben, die von der Lebensmittelindustrie mit großem Interesse verfolgt und finanziell unterstützt wurden.[175] Der von Kollegen vorgetragene Vorwurf der Beeinflussbarkeit durch die Lebensmittelindustrie wog für Lang dennoch schwer, drohte er doch, seine Stellung als objektiven und damit unabhängigen Politikberater zu schwächen. Entsprechend beeilte sich Lang, diesen Vorwurf rasch von sich zu weisen, und er betonte, Anreicherungen müssten generell »immer in dem Rahmen bleiben, in dem sie notwendig sind« und auch nur dann, wenn »ein

172 Melzer: Vollwerternährung: Diätetik, Naturheilkunde, Nationalsozialismus, sozialer Anspruch, S. 169f.

173 Stoff: Wirkstoffe. Eine Wissenschaftsgeschichte der Hormone, Vitamine und Enzyme, 1920–1970, S. 315.

174 Konrad Lang: Probleme der Vitaminierung von Brot. In: Brot und sein Nährwert. Wissenschaftliche Veröffentlichungen der Deutschen Gesellschaft für Ernährung. Hg. von Konrad Lang. Darmstadt 1963, S. 17–36.

175 Thoms: Vitaminfragen – kein Vitaminrummel? Die deutsche Vitaminforschung in der ersten Hälfte des 20. Jahrhunderts und ihr Verhalten zur Öffentlichkeit, S. 87f.

tatsächlicher Mangel« eines Wirkstoffes den Nährwert des Produktes schmälere.[176]

Unabhängig von diesen Diskussionen festigte Lang seine Position als Politikberater in verschiedenen Bundesministerien, denn seine Expertise blieb in diesen ministeriellen Gremien unbestritten. Schon kurz nach seiner Gründung im Jahr 1955 plante etwa das Bundesministerium für Verteidigung (BMfV), Forschungen zur Brotanreicherung für die Versorgung der Streitkräfte finanziell zu fördern. Dabei suchte es ausdrücklich die Nähe zu einem Universitätsinstitut und nahm daher Kontakt zu den Landeskultusministerien auf. Gegenüber dem LMK RLP betonte es, bei den »Planungen einer zweckmäßigen, vollwertigen, gesunderhaltenden Ernährung für die deutschen Streitkräfte ergeben sich eine Fülle wissenschaftlicher Fragestellungen und grundlegender Probleme, für die in Deutschland eine Bearbeitungsmöglichkeit zur Zeit nicht gegeben« sei. Die Durchführung von Forschungsaufträgen auf den Gebieten der Ernährungsphysiologie werde aber angesichts der Westintegration der Bundesrepublik immer dringlicher. »Es wäre besonders erwünscht, wenn die Forschungsaufträge von hoher wissenschaftlicher Warte und im Zusammenhang mit grundlegenden Problemen bearbeitet würden, wie dies durch einen ernährungswissenschaftlich arbeitenden Hochschullehrer erfolgen könnte.«[177] Das LMfK RLP bekräftigte in seiner Antwort an das BMfV, das Institut Langs in Mainz beschäftige sich »in hervorragender Weise« mit Fragen der experimentellen Ernährungsphysiologie, sodass die Förderung dieses Instituts »im Interesse unseres Landes« liege.[178] Das BMfV nahm daraufhin Kontakt zu Lang auf und betonte, die Brotanreicherung spiele für die Streitkräfte »eine besondere Rolle«, schließlich nehme das Brot in der Gesamtverpflegung der Truppe nochmal einen »sehr viel größeren Raum ein als bei der Zivilbevölkerung.«[179] Lang warb im Rahmen dieser Kooperation und auf Basis seiner bisherigen Versuche nun auch beim BMfV für eine Eiweißanreicherung im Brot zur »bestmöglichen Versorgung der Streitkräfte«.[180] Zusammen mit Hans-Diedrich Cremer (1910–1995), mittlerweile Leiter am bundesweit ersten universitären Institut für Ernährungswissenschaft in Gießen,[181] verfasste Lang im Februar 1957 ein Gutachten

176 Konrad Lang: Verbesserung des Nährwertes von Lebensmitteln durch Proteine und Aminosäuren In: Zeitschrift für Lebensmitteluntersuchung und -forschung 109 (1959), Nr. 1, S. 64f.

177 UA Mainz Best. 12/142. BMfV an LMfK RLP, 10.01.1956.

178 UA Mainz Best. 12/142. LMfK RLP an BMfV, 10.03.1956.

179 UA Mainz Best. 35/1. BMfV an Lang, 30.04.1956.

180 UA Mainz Best. 35/1. Lang an BMfV, 07.05.1956.

181 Teile der wehrmedizinischen Forschung Hans-Diedrich Cremers aus der Militärärztlichen Akademie waren gegen Kriegsende nach Gießen verlagert worden. Das erklärt die Nähe des Ernährungsinstituts in Gießen unter Leitung Cremers zur Bundeswehr. Siehe: Thoms: Das

für das BMfV über die Anreicherung von Brot mit Eiweiß bzw. Trockenmilch und Trockenhefe. Cremer und Lang gehörten beide einem Netzwerk aus ehemaligen Mitarbeitern der Berliner Militärärztlichen Akademie an, die auch in der Bundesrepublik engen Kontakt hielten, sich über ernährungswissenschaftliche Forschungsprojekte austauschten und über die Möglichkeiten zur Generierung von Fördergeldern diskutierten. Viele der Sanitätsoffiziere der ersten Bundeswehr-Generation hatten darüber hinaus im Dritten Reich in der Heeressanitätsinspektion gearbeitet und waren Lang entsprechend bekannt.[182] Im oben zitierten gemeinsamen Gutachten stellten Lang und Cremer fest, die Zufuhr einer genügenden Menge von hochwertigem Eiweiß für die Angehörigen der Bundeswehr sei zur Erhaltung von Gesundheit und Leistungsfähigkeit »von so ausschlaggebender Bedeutung«, dass eine reichliche Eiweißzufuhr »unter allen Umständen« garantiert sein müsse. Außerdem bestehe bei den Angehörigen der Bundeswehr infolge der starken körperlichen Beanspruchung »zweifellos ein Bedürfnis, das Brot mit Vitaminen anzureichern«.[183] 1963 wurde Lang schließlich zusammen mit weiteren ehemaligen Sanitätsoffizieren der Wehrmacht in den Wehrmedizinischen Beirat der Bundeswehr berufen[184] und er gehörte damit auch nach 1945 zu den wenigen Medizinern mit erheblichem politischem Einfluss im Bereich der Wehrmedizin, die aus nachvollziehbaren Gründen ein tiefgehendes Interesse an einer engen Kooperation mit der Bundeswehr hatten. Dort konnten sie sich, ganz in der Tradition der kriegsmedizinischen Forschung, ein großes Kollektiv und die standardisierten Forschungsbedingungen zu Nutze machen. Die Bundeswehr wiederum hatte natürlich auch Interesse an Forschungen zu Vorratsplanung, die ökonomischen, logistischen und ernährungsphysiologischen Ansprüchen genügen sollte.[185]

Ab 1955 geriet Langs Forschung zur Brotanreicherung nochmal in den Fokus der Aufmerksamkeit der Ernährungswissenschaft, als Hermann Joseph Fink (1901–1962)[186], Direktor des Instituts für Gärungswissenschaft und Enzym-

Max-Planck-Institut für Ernährungsphysiologie und die Nachkriegskarriere von Heinrich Kraut, S. 324.

182 Thoms: Das Max-Planck-Institut für Ernährungsphysiologie und die Nachkriegskarriere von Heinrich Kraut, S. 324.

183 BArch B 116/8369. Hans-Diedrich Cremer vom Institut für Ernährungswissenschaft der Uni Gießen an BMfV, 06.02.1957.

184 Neumann: »Arzttum ist immer Kämpfertum«: Die Heeressanitätsinspektion und das Amt »Chef des Wehrmachtssanitätswesens« im Zweiten Weltkrieg (1939–1945), S. 367f.

185 Herbert Hockemeyer: Bedarfsgerechte Ernährung des Bundeswehr-Soldaten im Frieden und im Verteidigungsfall. In: Ernährungswissenschaften: V. Symposion in Freiburg i. Br. am 28. und 29. April 1967 der Deutschen Gesellschaft für Fortschritte auf dem Gebiet der Inneren Medizin. Hg. von Ludwig Heilmeyer und Hans-Jürgen Holtmeier. Stuttgart 1968, S. 182–187.

186 Lothar Jaenicke: Erinnerungsbild: Hermann Joseph Fink. In: Biospektrum 15 (2009), Nr. 5, S. 575f.

chemie der Universität Köln, nach Tierexperimenten im eigenen Institut vor der Mehlanreicherung warnte, indem er sie für die Entstehung von Lebernekrosen verantwortlich machte. Diese Ergebnisse konnte Fink auch wiederholt in der angesehenen Fachzeitschrift »Naturwissenschaften« publizieren.[187] Das BMfE reagierte in heller Aufregung, nahm sofort Kontakt zu Lang auf und betonte, Finks Versuche hätten im Ministerium »einen nicht gelinden Schrecken ausgelöst«, deren Ergebnisse nun genau zu prüfen seien. Man wolle die Forschungen Finks ausdrücklich nicht als abwegig abtun.[188] Gegenüber Fink selbst ging das Ministerium sogar noch einen Schritt weiter und betonte das in ihn gesetzte Vertrauen. Es bestehe »kein Zweifel, daß Sie und Ihre Mitarbeiter den Nachweis erbracht haben, daß die Ihnen zur Verfügung gestellten Forschungsmittel sinnvoll genutzt wurden.«[189] Durch Finks Veröffentlichungen sah Lang seine Forschungen zur Mehlanreicherung zwangsläufig in Frage gestellt. Fink genoss als Universitätsprofessor durchaus einen Vertrauensvorschuss, der dadurch deutlich wird, dass die Versuche auch mit Mitteln des BMfE und vom nordrhein-westfälischen Landesministerium für Ernährung (LMfE NRW) gefördert worden waren. Lang hingegen griff die wissenschaftlichen Standards in Finks Versuchen frontal an und veröffentlichte nach Wiederholung der Versuchsanordnung im eigenen Institut eine Gegendarstellung in den »Naturwissenschaften«. Darin warf er Fink vor, nur »ungenügende experimentelle Unterlagen« für seine Vorwürfe zu erbringen. Das in seinen Versuchen verwendete Futter sei zu eiweißarm und müsse »zwangsläufig zu Leberveränderungen führen«.[190] Fink wiederum kritisierte Langs Einlassungen als »polemischen Angriff« gegen seine Forschungen.[191] Lang verfügte durch seine Forschungsprojekte seit Jahren über enge Kontakte zu verschiedenen hochrangigen Vertretern der Deutschen Forschungsgemeinschaft (DFG), die seine Arbeiten in der Vergangenheit auch schon finanziell unterstützt hatte.[192] Der DFG kam in der Nachkriegszeit eine zentrale Rolle bei der Mobilisierung aller Kräfte zur Verringerung des postulierten Forschungsrückstandes im Bereich der Naturwissenschaften zu und sie wirkte als eine der größten Wissenschaftsorganisationen jener Zeit ganz explizit

187 U.a. Hermann Fink und Ilse Schlie: Magermilch erhält Lebernekrose verursachende Eigenschaften beim technischen Trocknen. In: Naturwissenschaften 44 (1957), Nr. 9, S. 283–284.

188 BArch B 116/8369. BMfE an Lang, 05.01.1955.

189 BArch B 116/8369. BMfE an Fink, 05.01.1955.

190 Konrad Lang; W. Pabst und W. Griem: Magermilch erhält keine Lebernekrosen verursachenden Eigenschaften beim technischen Trocknen. In: Naturwissenschaften 45 (1958), Nr. 15, S. 373–375, hier S. 373.

191 Fink an DFG (06.07.1959), In: MPG-Archiv, III. Abt., Rep. 84/1, Nr. 372. Zitiert nach: Stoff: Gift in der Nahrung. Zur Genese der Verbraucherpolitik Mitte des 20. Jahrhunderts, S. 101 f.

192 Konrad Lang: Untersuchungen zur Aminosäureimbalanz. In: Klinische Wochenschrift 35 (1957), Nr. 18, S. 905–910.

an der Forschungspolitik des Landes mit.[193] Seinen Einfluss innerhalb der DFG versuchte Lang nun zu nutzen, um die Forschungen Finks zu diskreditieren und dadurch eine weitere Förderung seiner Forschungsarbeiten zu verhindern. So argumentierte Lang, Fink arbeite »reichlich dilettantisch« und dass er auf konkrete anatomische Befunde verzichte und nur »ungenügende« Nachweise für seine Behauptung vorlege, sei »ungewöhnlich«. Lang schlussfolgerte, Fink habe »überhaupt keine Erfahrung auf diesem Gebiet und ich kenne auch keinen Mitarbeiter seines Instituts, der eine entsprechende Ausbildung hätte.« Sein Mainzer Institut hingegen habe schon seit vielen Jahren erfolgreich Forschung zu dem Thema betrieben. Lang fügte hinzu: »Ich möchte daher davor warnen, größere Mittel für Ernährungsarbeiten von Prof. Fink zu investieren«.[194] Lang nutzte also ganz bewusst seine eigene wissenschaftliche Reputation in der DFG und griff die seines Kollegen Fink frontal an. Diese Strategie hatte durchaus Aussicht auf Erfolg, denn in den frühen 1950er Jahren dominierte in der Gutachterpraxis der DFG die explizite Bewertung der Persönlichkeit des Antragstellers und die Resonanz seiner bisherigen Arbeiten unter seinen Fachkollegen. Der renommierte Chemiker Adolf Butenandt formulierte dereinst, hinter einem Antrag auf Förderung müsse »eine ernst zu nehmende wissenschaftliche Persönlichkeit« stehen, die »sicher irgendeinen Erfolg mitbringen« werde.[195] Lang beispielsweise profitierte sehr stark von dieser Gutachterpraxis, verkörperte er doch gerade in ausgezeichneter Weise den idealen Wissenschaftler, wie ihn die DFG propagierte und wie ihn der Historiker Patrick Wagner beschreibt: Durch die Forschungspolitik der DFG habe sich »ein spezifischer Typus des Wissenschaftlers« entwickelt, der sich durch seine Reputation über mehrere Jahrzehnte materielle Ressourcen und Einfluss habe sichern können. In den Gutachter-Gremien der DFG hätten diese Hochschul-Professoren eine »Gemeinschaft« gebildet, die sich selbst als Elite mit Vertretungsanspruch für die Wissenschaft schlechthin angesehen habe. DFG-Forscher wie Lang hätten sich darüber hinaus als »reine« und damit aus ihrer Sicht unabhängige Grundlagenforscher und eben nicht als Protagonisten angewandter Forschung verstanden. Die Gutachterkriterien in der DFG wurden damit, so fasst Wagner zusammen, über die Jahrzehnte letztlich von einer relativ kleinen Gruppe von Ordinarien bestimmt und die Gutachter dominierten zugleich an ihren Hochschulen, in Fachverbänden und

193 Stoff: Wirkstoffe. Eine Wissenschaftsgeschichte der Hormone, Vitamine und Enzyme, 1920–1970, S. 33.

194 UA Mainz Best. 35/1. Lang an den Rektor des Organisch-chemischen Instituts der Universität Göttingen, 21.02.1956.

195 Biochemiker Adolf Butenandt 1954, zitiert aus: Patrick Wagner: »Reservat der Ordinarien«. Zur Geschichte der Deutschen Forschungsgemeinschaft zwischen 1920 und 1970. In: Die Deutsche Forschungsgemeinschaft 1920–1970: Forschungsförderung im Spannungsfeld von Wissenschaft und Politik Hg. von Karin Orth. Stuttgart 2010, S. 23–40, hier S. 25.

als Lehrbuchautoren die wissenschaftliche Agenda.[196] Eine Entscheidung über eine Förderung der Forschungen Finks wurde nach Langs Intervention bei Gutachterkollegen der DFG vertagt und mit dem überraschenden Tod Finks hinfällig. Die Episode gibt nichtsdestoweniger einen Eindruck davon, wie konsequent Lang gegen Kritik an seiner Forschung vorging, um seine wissenschaftliche Reputation zu wahren, denn sie galt als wichtigste Währung im Wettstreit um Fördergelder und Renommee in den Ministerien.

Erst als Anfang der 1960er Jahre infolge der veränderten Ernährungsgewohnheiten der Menschen die Folgen der Überernährung immer mehr in den Fokus der Ernährungsmediziner rückten, endete innerhalb des Faches die Diskussion über die Anreicherung von Lebensmitteln. Die Bilanzforschungen wurden zunehmend obsolet und im Laufe der Jahre mehr und mehr ersetzt durch eine Debatte über die Folgen der ungesunden Ernährung.[197] Lang aber zeigte sich überzeugt, dass die Forschungen zur Brotanreicherung angesichts einer rasant steigenden Weltpopulation vor allem in Ländern der Dritten Welt noch einmal wichtig werden würden.[198] Tatsächlich nutzten viele namhafte Ernährungsexperten, unter ihnen auch Heinrich Kraut (1893–1992), später ihre Bilanzforschungen und machten die Bekämpfung des Hungers in der Dritten Welt zu ihrem neuen Ziel. Dadurch legitimierten sie ihre Forschung erneut und konnten darüber hinaus den humanitären Aspekt ihrer Arbeit in den Vordergrund stellen. Lang selbst nannte noch 1979, lange nach seiner Emeritierung, die Bekämpfung des Hungers in Entwicklungsländern eine »der großen, fast unlösbar scheinenden Aufgaben der Ernährungsforschung« angesichts einer »sich exponentiell vermehrenden Menschheit«.[199]

3.2 »Gift in der Nahrung«?: Die Debatte über Lebensmittel-Zusatzstoffe in den Kommissionen der Deutschen Forschungsgemeinschaft

Der Anstieg des Lebensstandards in den »langen sechziger Jahren« ging mit einer Zunahme des Qualitätsbewusstseins durch den Verbraucher einher. Die zunehmende Rationalisierung, Massenproduktion, Industrialisierung und

196 Wagner: »Reservat der Ordinarien«. Zur Geschichte der Deutschen Forschungsgemeinschaft zwischen 1920 und 1970, S. 23f.

197 Thoms: Separated, but Sharing a Health Problem: Obesity in East and West Germany, 1945–1989, S. 207f.

198 UA Mainz Best. 35/1. Gedenkschrift anlässlich des zehnjährigen Bestehens des Instituts: »Ernährungsforschung am Physiologisch-chemischen Institut«, 10.04.1956.

199 Konrad Lang, Karl-Heinz Bässler und Werner Fekl: Grundbegriffe der Ernährungslehre. Berlin u.a. 1979, S. 184f.

Technisierung in der Lebensmittelindustrie führte aber auch zu einer zunehmenden Entfremdung zwischen Konsumenten und Produzenten. Die Mechanisierung und Elektrifizierung des Alltags drang bis in die deutschen Küchen und Wohnzimmer vor. Die Nahrungsversorgung wurde durch diese Entwicklung zwar permanent sicherer, doch in gleichem Maße wuchs die Verunsicherung des Verbrauchers angesichts der zunehmenden Komplexität der Inhalts- und Zusatzstoffe und verschiedener Lebensmittelskandale.[200] Immer stärker drangen die potenziell negativen Folgen des technisch-wissenschaftlichen Fortschritts in das Bewusstsein der Menschen ein. Der zunehmende Einsatz von Chemikalien und Antibiotika in der Lebensmittelindustrie zur Produktion, Konservierung und Schönung der Nahrungsmittel weckte beim Verbraucher die Sorge vor gesundheitsschädlichen oder gar kanzerogenen Folgen dieser synthetischen Zusatzstoffe.[201] Die Diskussion darüber, in welchem Umfang diese Folgen der industriellen Lebensmittelproduktion notwendig und angemessen waren, erreichte natürlich auch die Ernährungswissenschaftler mit voller Wucht. Dabei offenbarte sich ein tiefer Riss durch die Anhängerschaft dieses seit jeher multidisziplinären Faches. Lang und andere Vertreter der naturwissenschaftlich-medizinischen Ernährungsforschung warben dafür, eine Entscheidung über die Zulassung oder ein Verbot der Zusatzstoffe allein auf Basis standardisierter experimenteller Versuche zu fällen. Vor allem in Deutschland erwiesen sich aber die Lehren der alternativen Lebensreformbewegung in der Tradition der Diätetik als eminent einflussreich. Sie griffen auf naturphilosophische Inhalte zurück und forderten entsprechend, der »Naturkörper« müsse vor allen chemischen und technischen Kontaminationen geschützt werden. Sehr populär wurde ihre Leitphrase vom »Gift in der Nahrung«[202], mit der sie ihrer Kritik an der Lebensmittelindustrie rhetorisch geschickt Ausdruck verliehen.[203] Die Popularität puristischer Lehren in der Bevölkerung war ein Spiegelbild des

200 Einen Überblick zum Wandel der Ernährung in der Bundesrepublik im Rahmen des beginnenden Wirtschaftswunders bieten: Roman Rossfeld: Ernährung im Wandel: Lebensmittelproduktion und -konsum zwischen Wirtschaft, Wissenschaft und Konsum. In: Die Konsumgesellschaft in Deutschland 1890–1990. Ein Handbuch. Hg. von Heinz-Gerhard Haupt und Claudius Torp. Frankfurt/Main u.a. 2009, S. 27–45; Lydia Nembach-Langer: Revolution im Einzelhandel: Die Einführung der Selbstbedienung in Lebensmittelgeschäften der Bundesrepublik Deutschland (1949–1973). Köln u.a. 2013; Michael Wildt: Am Beginn der »Konsumgesellschaft«: Mangelerfahrung, Lebenshaltung, Wohlstand in Westdeutschland in den fünfziger Jahren. Hamburg 1994.

201 Rossfeld: Ernährung im Wandel: Lebensmittelproduktion und -konsum zwischen Wirtschaft, Wissenschaft und Konsum, S. 40.

202 Der Ausdruck »Gift in der Nahrung« wurde schon 1931 durch ein populärwissenschaftliches Buch des Publizisten und Volksschullehrers Curt Lenzer eingeführt und wird bis heute in Publikationen über Lebensmittelskandale aufgegriffen.

203 Stoff: Wirkstoffe. Eine Wissenschaftsgeschichte der Hormone, Vitamine und Enzyme, 1920–1970, S. 287.

wachsenden Vertrauensverlustes gegenüber der Wissenschaft an sich, die für viele Menschen der Urheber der aus ihrer Sicht besorgniserregenden technisch-industriellen Entwicklung war.[204] Dass die in der Lebensmittelindustrie verwendeten Zusatzstoffe einer eingehenden Untersuchung unterzogen werden müssten, lag auch für naturwissenschaftlich orientierte Forscher wie Lang auf der Hand: »Die Klärung solcher Probleme ist im öffentlichen Interesse gelegen und muss meines Erachtens auch rasch erfolgen. Denn die Bevölkerung kann mit Recht verlangen, dass sie vor möglichen Schäden bewahrt werden muss.«[205] Langs Worte unterstreichen die These, dass die westdeutsche Ärzteschaft sich in verschiedenen Debatten der 1950er und 1960er Jahre gerne als Schutzmacht der Bevölkerung vor industriellen und politischen Interessen aufspielte und so letztlich ihre Position in der Gesellschaft weiter festigen konnte.[206] Lang führte weiter aus, die »Grundlage für eine erfolgreiche Beschäftigung mit Ernährungsproblemen« müsse stets »die Biochemie der Ernährung sein, also die Kenntnis von den Stoffwechselprozessen und den Wechselbeziehungen zwischen Stoffwechsel und Ernährung.« Entsprechend warb Lang erneut für intensive Grundlagenforschung, wie sie sein Institut anbiete.[207] Einzig die Biochemie bringe »mit Maß und Zahl die Möglichkeit zum Verständnis der ursächlichen Zusammenhänge« der Ernährung, nur sie biete »Ergebnisse, die unabhängig von Ort und Zeit die für die Lebewesen gültigen Gesetze nach Ursache und Wirkung erkennen lassen. (…) Nur die naturwissenschaftlichen Folgen sind Aufgabe einer Ernährungslehre«.[208] Lang verkörperte damit ein vor allem in den 1950er Jahren in Wissenschaftskreisen noch weit verbreitetes Selbstbild des naturwissenschaftlichen Forschers seit dem 19. Jahrhundert. Gemäß dieser Theorie beanspruchte die im wissenschaftlichen Feld institutionalisierte Ernährungsmedizin für sich exklusiv das Wahrheitsmonopol und erhob den Anspruch, nur sie könne letztlich Ernährungswissen schaffen, das den Kriterien der wissenschaftlichen Objektivität genüge. Alle anderen Ernährungslehren galten aus ihrer Sicht als pseudowissenschaftlich[209], Krankheits- und Therapiekonzepte, die als unwissenschaftlich galten, wurden entsprechend diffamiert. Dadurch wurde der Graben zwischen Laien und Experten manifestiert und sogar vertieft, denn Diagnosen und Therapien hatten gemäß dieser

204 Brinckmann: Wissenschaftliche Politikberatung in den 60er Jahren. Die Studiengruppe für Systemforschung 1958 bis 1975, S. 47.

205 UA Mainz Best. 35/3. Lang an Institut für Lebensmittelchemie Technische Universität Karlsruhe, 18.01.1954.

206 Lindner: Gesundheitspolitik in der Nachkriegszeit: Großbritannien und die Bundesrepublik Deutschland im Vergleich, S. 517f.

207 Konrad Lang: Biochemie der Ernährung. Darmstadt 1957.

208 Lang und Ranke: Stoffwechsel und Ernährung, S. 1.

209 Barlösius: Soziologie des Essens: Eine sozial- und kulturwissenschaftliche Einführung in die Ernährungsforschung, S. 76.

Theorie in der Hand der Ärzte zu verbleiben, die als die einzig legitimierten Vertreter medizinischen Wissens in der Öffentlichkeit angesehen werden sollten.[210] Das entsprach auch dem gesellschaftlichen Konsens jener Zeit, nach dem »moderne Politik« als rationale Politik galt, die auf wissenschaftlichen Erkenntnissen und Methoden basierte und daher vermeintlich frei von ideologischen Einflüssen war. Lang als typischer Vertreter dieser streng naturwissenschaftlich-experimentell ausgerichteten Schulmedizin seiner Zeit lehnte deshalb Ansätze einer zeitgenössischen Alternativ- oder Komplementärmedizin strikt ab. Insbesondere im Kreis der niedergelassenen Mediziner teilten aber nicht alle Vertreter der Ärzteschaft diese strikte Trennung von Schul- und Alternativmedizin und es kam durchaus zur kurz- oder gar langfristigen Integration alternativmedizinischer Behandlungsmethoden in die ärztliche Tätigkeit. So bekundeten deutsche Ärzte nach 1945 ein glaubhaftes Interesse für die Chiropraktik und ließen sich von Heilpraktikern in ihr Können und Wissen unterweisen. Ab Mitte der 1950er Jahre gingen Ärzte und Heilpraktiker zwar wieder getrennte Wege, doch die von der Heilpraxis inspirierte und von Ärzten konzipierte »Manuelle Medizin« blieb ein eigenständiges Feld der Schulmedizin.[211] Dieses Beispiel zeigt, dass niedergelassene Ärzte letztlich aus wirtschaftlichen Motiven durchaus ein Interesse daran hatten, alternative Modelle in die Schulmedizin zu integrieren. Lang als Universitätsprofessor hingegen verteidigte seine naturwissenschaftlich-objektive Ernährungsforschung vor alternativen Modellen, denn diese garantierte ihm letztlich Forschungsaufträge aus Politik und Industrie. Deshalb sah er in den Theorien der Lebensreformer eine Konkurrenz für seine eigene Forschung, die es zu bekämpfen gelte. Entsprechend attackierte er die Vertreter einer alternativen Ernährungslehre immer wieder mit scharfen Worten. Ihre »komischen Vorstellungen« seien »nicht ernst zu nehmen« und erschwerten »jede ernsthafte Forschung in Deutschland beträchtlich«, ihre experimentellen Versuche seien »äußerst fragwürdig«.[212] Eine sachliche Diskussion mit diesen Kreisen sei fast unmöglich. Viele Lebensreformer seien ganz im Gegenteil »entweder nicht in der Lage oder nicht gewillt, sich überhaupt einwandfrei über die Probleme der Ernährung zu informieren.« Außerdem warf er Lebensreformern vor, sie seien »kommerziell an bestimmten Ernährungsformen interessiert« und damit »nicht unabhängig«.[213] Diese Kritik

210 Nikolow und Schirrmacher: Das Verhältnis von Wissenschaft und Öffentlichkeit als Beziehungsgeschichte, S. 16.

211 Florian Mildenberger: Chiropraktik in der Bundesrepublik Deutschland von 1949 bis 1975. In: Osteopathische Medizin 16 (2015), Nr. 3, S. 31–34.

212 UA Mainz Best. 35/13. Lang an Pharmazieunternehmen Hoffmann La Roche AG, 18.02. 1953.

213 UA Mainz Best. 35/8. Lang an Bundesausschuss für gesundheitliche Volksbelehrung, 26.11. 1956.

wog besonders schwer, denn in den frühen 1950ern skizzierten viele Wissenschaftler noch ein sehr idealistisches Bild von sich und ihrer Forschung, welches sie in die Öffentlichkeit transportieren wollten. So sollte sich der Wissenschaftler gerade nicht am materiellen Gewinn orientieren, sondern sich nur den Idealen der Aufklärung verpflichtet fühlen.[214] Die Zusammenarbeit mit den Puristen lehnte Lang daher kategorisch ab, denn diese sei durch die »Teilnahme unqualifizierter Kräfte von vornherein zum Mißerfolg verurteilt«.[215] Erneut zeigt sich, dass Lang für sich und seine naturwissenschaftliche Forschung eine Deutungshoheit zu allen Fragen der richtigen Ernährung beanspruchte. Vertretern einer alternativen Ernährungslehre sprach er schlicht die Kompetenz ab, sich zu dem Thema mit der nötigen Expertise zu äußern. Die Puristen würden den »Ersatz von Wissenschaft durch Glaubenssätze« vorantreiben und verbreiteten reine Spekulationen,[216] ihre Argumente richteten sich »mehr an das Gefühl als an den Verstand« und diese Taktik habe sogar Erfolg, denn die breite Masse der Bevölkerung sei viel eher geneigt, »gefühlsmäßig zu reagieren als sich von verstandesmäßigen Überlegungen leiten zu lassen«, echauffierte sich Lang.[217] Naturwissenschaftliche und toxikologische Fragen ließen sich aber »ganz gewiß nicht durch gefühlsmäßig diktierte Erwägungen lösen, sondern allein durch unvoreingenommene Forschung«.[218] Die Ursache für die wachsende Popularität alternativer Ernährungslehren sah Lang in einer unzureichenden Verbraucherinformation. Die Nahrungsaufnahme sei schon immer »ein Urtrieb im Interesse der Erhaltung der persönlichen Existenz« gewesen und daher würden viele Menschen enge Zusammenhänge zwischen Ernährung und Wohlbefinden sehen und sich intensiv mit ihrer Ernährung beschäftigen und zwar »mehr als es für sie und für ihre Mitmenschen nützlich ist«. Dem Ernährungsforscher trete daher ein »Heer von Missdeutungen« entgegen: »Es kommt zu einem Einbrechen des Subjektiven, des Gefühls, des Glaubens, verbunden zumeist mit dem Bedürfnis der Verallgemeinerung.«[219] Auf kaum einem anderen

214 Thoms: Vitaminfragen – kein Vitaminrummel? Die deutsche Vitaminforschung in der ersten Hälfte des 20. Jahrhunderts und ihr Verhalten zur Öffentlichkeit, S. 86.

215 UA Mainz Best. 35/8. Lang an Bundesausschuss für gesundheitliche Volksbelehrung, 26. 11. 1956.

216 Lang, Bässler und Fekl: Grundbegriffe der Ernährungslehre, S. 147.

217 Konrad Lang: Die Notwendigkeit der Verwendung konservierter Lebensmittel. In: Symposium on Nutritive Aspects of Preserved Food. Hg. von Swedish Institute for Food Preservation Göteborg. 1956, S. 35–39, hier S. 35.

218 Konrad Lang: Artfremde Substanzen als Lebensmittelzusätze in der Sicht des Ernährungsphysiologen. In: Nahrung 1 (1957), Nr. 1, S. 7–22, hier S. 20.

219 Konrad Lang: Einführung zum Symposium. In: Veränderungen der Nahrung durch industrielle und haushaltsmäßige Verarbeitung. Wissenschaftliche Veröffentlichungen der Deutschen Gesellschaft für Ernährung. Hg. von Konrad Lang. Darmstadt 1960, S. i–iii.

Gebiet würden »so viele unsachliche und gefühlsbetonte Meinungen in der Öffentlichkeit vertreten wie im Bereich der Ernährung«.[220]

Angesichts der sich rasant entwickelnden Lebensmittelindustrie galt zu Beginn der 1950er Jahre eine Anpassung des Deutschen Lebensmittelgesetzes aus dem Jahr 1927 an die neuen Produktionsbedingungen als längst überfällig. Bis dahin hatte es den Begriff »Zusatzstoffe« im Gesetzestext noch gar nicht gegeben. Nun stand zur Diskussion, in welcher Art und Weise sie in den neuen Gesetzestext aufgenommen werden sollten.[221] In dieser Debatte standen sich in radikaler Positionierung eine Politik der absoluten Risikovermeidung in Gestalt der Lebensmittelreformer auf der einen Seite und Interessenverbände der Wirtschaft sowie Industrie mit Forderungen nach einem kalkulierten Risiko auf der anderen Seite gegenüber. Während die Puristen auf die Zulassung ausschließlich lebensmitteltechnisch geprüfter und ausdrücklich für unschädlich befundener Stoffe pochten, warb die Wirtschaft aus ökonomischen Gesichtspunkten für eine nachsichtigere Entscheidung. Ihrer Meinung nach sollten auch solche Stoffe zugelassen werden, denen in Versuchen bislang keine Toxizität oder Kanzerogenität nachgewiesen werden konnte.[222] Die Politik griff zur Regulierung dieser Debatte immer wieder auf Expertenentscheidungen durch Wissenschaftler verschiedener Fachbereiche zurück, die wissenschaftliche Gutachten präsentierten und politische Maßnahmen empfahlen. Entsprechend manifestiert sich auch in dieser Diskussion die zunehmende Bedeutung der wissenschaftlichen Politikberatung nach amerikanischem Vorbild ab den 1950er Jahren in der Bundesrepublik.[223] Die Beteiligung von Wissenschaftlern an politischen Prozessen sollte eine unabhängige und objektive Politik im Interesse des Gemeinwohls garantieren. Kritiker dieser wissenschaftlichen Politikberatung warnten hingegen vor einer Bedrohung des demokratischen Systems bzw. der Entstehung einer Technokratie durch den keiner öffentlichen Kontrolle unterliegenden und somit illegitimen politischen Einfluss wissenschaftlicher Experten.[224]

220 Lang, Bässler und Fekl: Grundbegriffe der Ernährungslehre, S. VIII.

221 Stoff: Gift in der Nahrung. Zur Genese der Verbraucherpolitik Mitte des 20. Jahrhunderts, S. 7.

222 Stoff: ›Hexa-Sabbat‹. Fremdstoffe und Vitalstoffe, Experten und der kritische Verbraucher in der BRD der 1950er und 1960er Jahre, S. 56.

223 Zur »Verwissenschaftlichung« der Politik in den »langen sechziger Jahren« gibt es zahlreiche Literatur: Peter Weingart: Die Stunde der Wahrheit?: Zum Verhältnis der Wissenschaft zu Politik, Wirtschaft und Medien in der Wissensgesellschaft. Weilerswist 2005; Peter Weingart, Martin Carrier und Wolfgang Krohn: Nachrichten aus der Wissensgesellschaft: Analysen zur Veränderung von Wissenschaft. Weilerswist 2007; Szöllösi-Janze: Politisierung der Wissenschaften – Verwissenschaftlichung der Politik, S. 79–100.

224 Weingart: Die Stunde der Wahrheit?: Zum Verhältnis der Wissenschaft zu Politik, Wirtschaft und Medien in der Wissensgesellschaft, S. 128f.

Besonders die naturwissenschaftlich orientierten Ernährungsmediziner sahen sich in dieser Diskussion in einer herausragenden Position, glaubten sie sich doch ohnehin in einer objektiven Vermittlerrolle aufgrund ihres privilegierten Zugangs zur Natur. Daher zeigten sie sich überzeugt, auf dieser Grundlage am besten über die Zulassung von bestimmten Stoffen entscheiden zu können.[225] Wiederum waren die Ernährungsexperten also in politische Diskurse und Interessen verwoben. Dabei ignorierten sie geflissentlich, dass auch sie als Auftragnehmer des Staates und in der Vermittlerrolle zwischen verschiedenen Interessen keine völlige Unabhängigkeit verkörperten. Die Politik wiederum war abhängig von wissenschaftlichen Expertenentscheidungen und damit letztlich in unterschiedliche Lobbyarbeit verstrickt.[226] Das für das Gesetz zuständige Bundesministerium für Inneres (BMfI) beauftragte verschiedene Gremien, Ausschüsse und Institute mit der Ausarbeitung von Gutachten und Empfehlungen, welche zwischen den verschiedenen Interessengruppen vermitteln sollten. Beratende Funktion hatte zum einen der Bundesgesundheitsrat, in dessen Ausschuss »Lebensmittelüberwachung« Lang ab 1954 mitwirkte.[227] Der Ausschuss beriet das BMfI beispielsweise in Fragen der Lebensmittelkonservierung für den neuen Gesetzestext.[228] Neben weiteren wissenschaftlichen Instituten und Ausschüssen auf Bundes- und Landesebene bildeten sich auch in der DFG eigens verschiedene Kommissionen, die das Aushandlungsverfahren zwischen den verschiedenen Interessensvertretern institutionalisierten und zugleich eine einflussreiche Politikberatungsinstanz darstellten. Als feste Mitglieder der DFG-Kommissionen fungierten ausschließlich Naturwissenschaftler, während Vertreter aus Industrie und Staat lediglich zu den jeweiligen Sitzungen eingeladen wurden. Die Auswahl der Kommissionsmitglieder erfolgte überwiegend aus einem Pool einander durch ihre Gutachtertätigkeit und Forschungsarbeiten bereits bekannter und vertrauter Wissenschaftler verschiedenster Disziplinen, darunter eben auch Ernährungsmediziner wie Konrad Lang.[229] Lang stand mit einem Großteil der namhaftesten Ernährungswissenschaftler seiner Zeit in engem Kontakt. Exemplarisch sei hier auf Hans-Diedrich Cremer (1910–1995) und Heinrich Kraut (1893–1992) verwiesen, die einander bereits durch gemeinsame Forschungsprojekte im Dritten Reich bekannt gewesen waren. Zusammen bildeten sie auch im demokratischen Westdeutschland

225 Kirchgässner: Zur Politischen Ökonomie der wissenschaftlichen Politikberatung, S. 56f.
226 Stoff: Gift in der Nahrung. Zur Genese der Verbraucherpolitik Mitte des 20. Jahrhunderts, S. 21.
227 F. Egger: Bildung eines Bundesgesundheitsrats. In: Zeitschrift für Lebensmitteluntersuchung und -forschung 92 (1951), Nr. 2, S. 1.
228 UA Mainz Best. 35/2. BMfI an Lang, 26.11.1954.
229 Stoff: ›Hexa-Sabbat‹. Fremdstoffe und Vitalstoffe, Experten und der kritische Verbraucher in der BRD der 1950er und 1960er Jahre, S. 61f.

ein enges Netzwerk und informierten einander beispielsweise, wenn ein Ministerium neue Fördergelder für ernährungswissenschaftliche Forschungsprojekte in Aussicht stellte.[230] 1952 wurde Lang in eine DFG-Kommission berufen, in der vorrangig Fragen zur chemischen Lebensmittelkonservierung thematisiert wurden. Erneut konnten die Ernährungsmediziner geschickt an ihre Forschungen aus dem Dritten Reich anknüpfen, denn die Lebensmittelkonservierung war schon ab den 1930er Jahren ein zentrales Forschungsthema zur Sicherung der Soldatenverpflegung gewesen.[231] Lang vertrat in dieser Kommission eine, auch im Vergleich zu den übrigen Kommissionsmitgliedern, deutlich positive Haltung zu chemischen Konservierungsstoffen. Zwar sei es auch für ihn selbstverständlich, »dass bei der Konservierung keine wichtigen Nahrungsfaktoren verloren gehen« und »keine gesundheitsschädlichen Substanzen entstehen« dürften. Weitreichenden Forderungen der Puristen erteilte er hingegen eine Absage: »Die vielfach gestellte Forderung, alle Konservierungsmittel schlechthin zu verbieten, ist unerfüllbar. Alle in der neueren Zeit mit dieser Frage in der ganzen Welt befaßten Sachverständigen-Gremien kamen übereinstimmend zu der Überzeugung, daß die chemische Lebensmittelkonservierung nicht völlig entbehrt werden kann.«[232] Im Gegenteil: Zur ausreichenden Versorgung aller Bevölkerungsschichten sei sie unverzichtbar und die richtige Vorratshaltung angesichts der sich verändernden Lebensumstände in der Stadt letztlich »eine Existenzfrage für alle Völker«.[233] Auch das Argument der Ernährungsreformer, die Konservenspeise müsse zwangsläufig Qualitätseinbußen zur Folge haben, wies Lang zurück. Richtig konservierte Nahrungsmittel seien »von einem hohen biologischen Wert«, der sich durch verbesserte Produktionsbedingungen noch steigern lasse. Lang betonte, Konservenspeisen bedeuteten »keine Gefahr für die Volksgesundheit«, entsprechende Befürchtungen seien »abwegig«.[234] Die Qualität der Konservenspeise sei außerdem im Vergleich zum Beginn des Jahrhunderts bereits »viel besser« und sie werde durch weitere Forschung noch steigen.[235] Lang verwies zudem auf das sich ändernde Rollenbild der Frau, die immer häufiger berufstätig sei und deshalb nicht täglich frisch kochen könne.[236] Damit sprach Lang eine ganz wesentliche Veränderung in der deutschen Gesellschaft an: Waren 1950 rund 26 % der deutschen Frauen er-

230 UA Mainz Best. 35/3. Lang an Heinrich Kraut, 12.02.1951.

231 Stoff: ›Hexa-Sabbat‹. Fremdstoffe und Vitalstoffe, Experten und der kritische Verbraucher in der BRD der 1950er und 1960er Jahre, S. 59f.

232 Lang: Artfremde Substanzen als Lebensmittelzusätze in der Sicht des Ernährungsphysiologen, S. 8.

233 Lang: Die Notwendigkeit der Verwendung konservierter Lebensmittel, S. 35.

234 UA Mainz Best. 35/2. Redemanuskript Langs, 03.10.1954, S. 8.

235 Lang: Die Notwendigkeit der Verwendung konservierter Lebensmittel, S. 36.

236 UA Mainz Best. 35/7. Vortrag »Behandlung von Lebensmitteln mit chemischen Zusätzen« in Berlin am 31.01. und 01.02.1955.

werbstätig, waren es 1961 bereits 36,5 % und nochmal zehn Jahre später gar schon 40,9 %.[237] Auch diese Entwicklung zählt zu den vielen Beispielen für die Beeinflussung der deutschen Gesellschaft durch die amerikanische Lebensweise in der zweiten Hälfte des 20. Jahrhunderts.[238] Zugleich forderte Lang eine intensivere Forschung zur chemischen Konservenspeise, für die sich sein Institut anbiete. Vor dem Hintergrund der Zunahme von »Zivilisationskrankheiten« wie Krebserkrankungen forderte Lang, ein möglicher Zusammenhang mit der zunehmenden Anwendung von konservierten Speisen müsse durch Forschungen in seinem Institut ausgeschlossen werden.[239] Hier zeigt sich, dass Lang neue Entwicklungen in der Schulmedizin, etwa die Erforschung von »Zivilisationskrankheiten« infolge einer veränderten Ernährungsweise in der Bevölkerung, geschickt aufgriff, um seine Arbeit zu legitimieren. Er schwamm quasi auf der Welle der bahnbrechenden wissenschaftlich-medizinischen Fortschritte seiner Zeit mit und als Mitglied einer DFG-Kommission lag es nahe, dass seine Forschungen in Mainz mit Geldern der DFG großzügig gefördert wurden. Tatsächlich unterstützte sie beispielsweise ab 1955 Tierexperimente zu chemischen Konservierungsstoffen über zwei Jahre mit insgesamt rund 30.000 DM.[240] Lang profitierte also auch finanziell von seiner Mitgliedschaft in den DFG-Kommissionen. Die Versuche belegten aus Langs Sicht die gute Praktikabilität des Konservierungsstoffes und schlossen eine Toxizität aus.[241] Einer von den Lebensmittelreformern geforderten Positivliste im Lebensmittelgesetz, die nur solche Zusatzstoffe erlaubt, deren Unschädlichkeit zweifelsfrei erwiesen wurde, stand er aber skeptisch gegenüber: »Bei all unseren Untersuchungen hat sich nun gezeigt, dass die Schädlichkeit oder Unschädlichkeit eines Zusatzstoffes nicht mit absoluter Sicherheit bewiesen werden kann. (…) Das bedeutet ein gewisses Maß an Unsicherheit. Ferner aber ist es durchaus möglich, dass irgendein Schädigungsmechanismus auch im Tierversuch heute noch nicht bekannt ist, morgen aber vielleicht durch irgendeine Neuentdeckung bekannt wird. Dann werden plötzlich Schädigungen nachweisbar, die wir aus dem heutigen Stand unseres Wissens noch nicht nachweisen können.«[242] Lang verwies

237 Königs: Internalisierung der Esskultur zwischen Mangel, Überfluss, Diversität und Innovationen am Beispiel der Bundesrepublik Deutschland, S. 121.

238 Ebd., S. 148. Eine gute Übersicht über die Amerikanisierung der westdeutschen Gesellschaft nach 1945 bietet auch: Alexander Stephan: Culture Clash? Die Amerikanisierung der Bundesrepublik Deutschland. In: America on my mind: Zur Amerikanisierung der deutschen Kultur seit 1945. Hg. von Alexander Stephan. Paderborn 2006, S. 29–50.

239 Lang: Die Notwendigkeit der Verwendung konservierter Lebensmittel, S. 38.

240 UA Mainz Best. 35/2. Lang an DFG, 23.11.1954.

241 Konrad Lang: Verträglichkeit der Benzoesäure. In: Zeitschrift für Lebensmitteluntersuchung und -forschung 112 (1960), Nr. 5, S. 394–403.

242 UA Mainz S 11/36. »Lebensmittel und Radioaktivität«, Mainzer Allgemeine Zeitung vom 07.06.1958.

außerdem auf die »nicht zu unterschätzende Schwierigkeit«, Ergebnisse aus dem Tierversuch auf den Menschen zu übertragen. Die psychische Reaktion des Menschen auf äußere Einflüsse sei die »größte Komplikation« bei experimenteller Forschung, die »bei allen mit der Ernährung zusammenhängenden Fragen in besonders hohem Maße vorhanden« sei.[243] Ernsthafte Alternativen zu Tierversuchen sah er aber nicht, denn Einzelbeobachtungen am Menschen seien, »falls es sich um einwandfrei fundierte Beobachtungen handelt, als heuristische Beiträge interessant, können aber niemals die Klärung einer Fragestellung bringen.«[244] Diese Aussage Langs widerspricht also seinen eigenen Bestrebungen im Dritten Reich, als er für seine Versuche auch auf Insassen von Konzentrationslagern zugreifen wollte.[245] Angesichts der zunehmend skeptischen Stimmung der Bevölkerung gegenüber synthetischen Zusatzstoffen fasste die Kommission letztlich Entschlüsse, die den Minimalzielen der Lebensreformer durchaus entgegen kamen. So einigten sich die Mitglieder der DFG-Kommission darauf, die Zahl der zuzulassenden Konservierungsstoffe solle »möglichst klein« bleiben und die Ware entsprechend deklariert werden. Das bisherige Lebensmittelgesetz sah solche Deklarationen nicht vor. Eine absolute Risikovermeidung oder auch eine »Garantie zur Unschädlichkeit«, wie von den Puristen gefordert, könne es aber nicht geben, machte die Kommission deutlich und vertrat in diesem Punkt die Argumentation Langs. Zugelassene Konservierungsstoffe könnten daher nur »nach dem gegenwärtigen Wissensstande vorläufig« als duldbar angesehen werden und diese Zulassung müsse bei Hinweisen auf Gesundheitsschädlichkeit unmittelbar zurückgezogen werden können.[246] Lang selbst verglich an anderer Stelle die Entscheidung über die Zulassung eines Zusatzstoffes mit einem Prozess vor Gericht, wo ein Freispruch schließlich »oftmals aus Mangel an Beweisen und weniger wegen erwiesener Unschuld« erfolge.[247] Die Entscheidung der Kommission, die Ungefährlichkeit eines Zusatzstoffes könne letztlich nicht zweifelsfrei erwiesen werden, rief vor allem Kritiker aus dem Kreis der Ernährungsreformer auf den Plan. Sie warfen insbesondere Lang vor, er habe sich in seiner Entscheidung zu sehr von der Lebensmittelindustrie beeinflussen lassen. Tatsächlich hatte Lang noch 1948 betont: »Ich habe als Ernährungsphysiologe immer den Standpunkt vertreten, dass

243 Lang: Einführung zum Symposium, S. i.

244 Lang: Die Physiologie der Ernährung, S. 66.

245 Neumann: Die Heeressanitätsinspektion und die Militärärztliche Akademie und Konzentrationslager – Eine Studie zum medizinischen Netzwerk von Wehrmacht und SS, S. 136f.

246 Eugen Mergenthaler: Mitteilung der »Kommission zur Prüfung der Lebensmittelkonservierung« der Deutschen Forschungsgemeinschaft. In: Zeitschrift für Lebensmitteluntersuchung und -forschung 102 (1955), Nr. 3, S. 185f.

247 UA Mainz Best. 35/6. Lang laut Protokoll zur 15. Sitzung des Verbraucherausschusses für Ernährungsfragen am 31.01. und 01.02.1955 in Berlin.

ein Stoff für die menschliche Ernährung erst dann zugelassen werden sollte, wenn seine Unschädlichkeit erwiesen ist.« Die Verwendung synthetischer Zusatzstoffe müsse man davon abhängig machen, »dass der Nachweis der Unschädlichkeit erbracht wird, und nicht, dass umgekehrt erst nach Beweis ihrer Schädlichkeit ein Verbot ihrer Benutzung ausgesprochen wird.«[248] Einzelne Lebensreformer warfen Lang daraufhin insgesamt einen zu engen Kontakt zu Wirtschafts- und Industrievertretern vor und forderten eine Einbindung der Verbraucher in die Verfahren. Tatsächlich hatte Lang auch während seiner Zeit in der DFG-Kommissionen Kontakte zu Vertretern der Industrie, denn die Diskussion über die Toxizität und Kanzerogenität chemischer Stoffe musste Ernährungsexperten wie Lang, die pharmazeutische Industrie und die staatlichen Kontrollorgane gleichermaßen beunruhigen, schließlich waren viele der nun in Frage stehenden Stoffe in enger Kooperation zwischen Industrie und Universitätsinstituten hergestellt worden. Daher lag es im ureigenen Interesse beider Seiten, diese ruf- und geschäftsschädigenden Vorwürfe wenn möglich zu entkräften oder gar zu widerlegen. Für die Überprüfung der in Frage stehenden Stoffe brauchten die Kommissionsmitglieder aber die finanzielle und materielle Unterstützung der staatlichen Behörden und der Industrie selbst. Auf diese Weise entstand, nach amerikanischem Vorbild, ein enges Geflecht aus Staat, Industrie und Wissenschaft.[249] Die deutsche Lebensmittelindustrie wiederum, die nach 1945 schnell den großen Leistungsrückstand der heimischen Ernährungsforschung gegenüber dem Ausland erkannt hatte, orientierte sich in den 1950er Jahren eng am amerikanischen Modell der Kooperation von Staat und Wirtschaft. Schon 1951 initiierte sie die Gründung des »Forschungskreis der Ernährungsindustrie« (FdE), dessen erklärtes Ziel es gewesen war, die Gemeinschaftsforschung von Staat und Wirtschaft voranzutreiben sowie die Zusammenarbeit von Industrie und Wissenschaft auf nationaler wie internationaler Ebene zu fördern.[250] Mitglieder dieses Forschungskreises waren Vertreter der Fachverbände der deutschen Ernährungsindustrie, Vertreter des BMfI und BMfE sowie Vertreter der Hochschulen und Forschungsinstitute, unter ihnen auch Konrad Lang.[251] Als wissenschaftlicher Vorsitzender des Forschungskreises war dieser sogar ein ganz zentrales Bindeglied der verschiedenen Akteure[252] und

248 UA Mainz Best. 35/50. Lang an LMfI Hessen, 22.03.1948.

249 Stoff: ›Hexa-Sabbat‹. Fremdstoffe und Vitalstoffe, Experten und der kritische Verbraucher in der BRD der 1950er und 1960er Jahre, S. 60f.

250 G. Dultz: 1. Diskussionstagung im Forschungskreis der Ernährungsindustrie in Bad Neuenahr am 21. Februar 1952. In: Zeitschrift für Lebensmitteluntersuchung und -forschung 95 (1952), Nr. 5, S. 335–337.

251 Tornow: Die Entwicklungslinien der landwirtschaftlichen Forschung in Deutschland unter besonderer Berücksichtigung ihrer institutionellen Formen, S. 261f.

252 V. Hamann: 3. Diskussionstagung des Forschungskreises der Ernährungsindustrie. In: Zeitschrift für Lebensmitteluntersuchung und -forschung 96 (1953), Nr. 5, S. 345–347.

er setzte sich in dieser Rolle für eine intensivere Zusammenarbeit von Wissenschaft, Politik und Wirtschaft ein. Dabei verfolgte Lang wiederum Eigeninteressen. So äußerte er im Rahmen einer Unterredung im BMfE, die Politik müsse sich in der Industrie stärker für eine Förderung der »bisher stark vernachlässigten angewandten ernährungswissenschaftlichen Forschung« einsetzen.[253] Außerdem bezeichnete er die Anregung aus der Lebensmittelindustrie als »wesentlich und notwendig«.[254] Auch in anderen industrienahen Verbänden engagierte sich Lang: Er war Ausschussmitglied im »Verband der diätetischen Lebensmittelindustrie« und traf bei den Sitzungen auf Vertreter von Nestlé, Maggi, Milupa und Knorr.[255] Auch im Forschungsbeirat des Münchner »Instituts für Lebensmitteltechnologie und Verpackung« war Lang tätig.[256] Unternehmen, die ihre Produkte ernährungsphysiologisch untersuchen lassen wollten, wurden über diese Kontakte immer wieder an Lang und sein Mainzer Institut vermittelt. Die Auftragsforschung und Erstellung von Gutachten ließen sich die Unternehmen monatlich mehrere hundert bis tausend DM kosten.[257] Für das Unternehmen Nestlé forschte er beispielsweise über mehrere Monate hinweg zur Wirkung verschiedener Kaffeesorten,[258] für die Norddeutsche Hefeindustrie untersuchte Lang »als einer der bekanntesten Physiologen« Hefepräparate.[259] Durch seine Tätigkeit im wissenschaftlichen Ausschuss des »Verbandes großstädtischer Milchversorgungsbetriebe e.V.«[260] entstand der Kontakt zum Münchner Unternehmen »Allgäuer Alpenmilch«, für das Lang über mehrere Jahre ein neues Sterilisationsverfahren der Milch untersuchte. Das Unternehmen, welches später durch sein Markenprodukt »Bärenmarke« international bekannt werden sollte, bezeichnete Lang schon 1952 als »maßgebende deutsche Persönlichkeit der Milchwissenschaft«. Für diese Versuche reiste Lang auch in die Industrielabore des Mutterkonzerns in Bern und traf sich dort mit »maßgebenden schweizerischen Milchwissenschaftlern«.[261] 1955, anlässlich des 50. Firmengeburtstags, betonte das Unternehmen seine Verbundenheit zum Mainzer Institut und dankte Lang für seine Forschungen »zugunsten der Milchwirtschaft und der gesamten Bevölkerung«. »Allgäuer Alpenmilch« überwies Lang zu diesem Jubiläum 5.000 DM, die er für die weitere Milchfor-

253 BArch B 116/8289. Lang auf gem. Sitzung des FdE und BMfE, 07.04.1953.
254 BArch B 116/408. Bericht über Tagung des FdE in Bad Neuenahr, 21.02.1952.
255 UA Mainz Best. 35/7. Protokoll der Ausschuss-Sitzung in Frankfurt/Main, 01.04.1955.
256 UA Mainz Best. 35/10. Sitzungsprotokoll vom 22.09.1953.
257 UA Mainz Best. 35/3. Lebensmittel- und Verpackungsindustrie e.V. an Lang, 15.05.1954.
258 UA Mainz Best. 35/16. Lang an Nestlé, 18.11.1952.
259 UA Mainz Best. 35/3. Norddeutsche Hefeindustrie AG an Lang, 14.04.1954.
260 UA Mainz Best. 35/3. »Verband großstädtischer Milchversorgungsbetriebe e.V.« an Lang, 14.06.1951.
261 UA Mainz Best. 35/9. Allgäuer Alpenmilch AG an Lang, 30.04.1952.

schung investierte.[262] Der »Verband der Suppenindustrie e.V.«[263] nahm sogar Kontakt mit dem für Langs Institut zuständigen LMfK RLP auf und forderte dessen verstärkte finanzielle Unterstützung. Der Verband betonte, er stehe »wie wohl alle Organisationen der Ernährungsindustrie« in Kontakt zu Langs Institut, »weil es das einzige deutsche Institut ist, das einer Universität angegliedert ist und sich speziell mit Fragen der Ernährungsphysiologie befasst.« Man gehe zudem davon aus, dass die Inanspruchnahme des Instituts »in zunehmendem Maße steigen« werde, weil sowohl die Gesetzgebung als auch die industrielle Produktion von Lebensmitteln »von den neuzeitlichen wissenschaftlichen Erkenntnissen innerhalb der Ernährungsphysiologie« abhingen. Der »Verband der Suppenindustrie« kritisierte in diesem Zusammenhang die generelle mangelnde Unterstützung für Forschungsinstitute durch die Politik und verwies auf den großen Konkurrenten USA, der »in ganz anderem Maße« technische und finanzielle Mittel für die Forschung einsetze und deshalb auch auf dem Gebiet der Nahrung einen Vorsprung gegenüber der deutschen Wissenschaft und Produktion habe. Der Verband machte sich mit dem Verweis auf den deutschen Forschungsrückstand gegenüber den USA ein in den Nachkriegsjahren sehr geläufiges Argument für eine großzügigere Unterstützung der heimischen Forschung durch die Politik zu eigen.[264] Der Verein pries die Bedeutung des Mainzer Instituts ausdrücklich, denn ihm komme »eine besondere Bedeutung für die Belange der Ernährungsphysiologie im Bundesgebiet zu und dies findet auch im Ausland wachsende Anerkennung«.[265] Lang erhielt daraufhin einmalig 800 DM vom LMfK RLP, die er in die Anschaffung einer Kältekammer investierte. Lang schrieb daraufhin dem Verband, unabhängig von der nur geringen Förderhöhe habe er den Eindruck, die Stellung seines Instituts sei nunmehr »wesentlich gefestigt«.[266] Vor allem aber zeigt diese Episode einmal mehr, dass Lang finanziell durchaus profitierte von seinen zahlreichen Kontakten in die Lebensmittelindustrie. Das widersprach natürlich der immer wieder, auch von Lang, postulierten interessenfreien Grundlagenforschung, die angeblich ausschließlich in den Hochschulinstituten geleistet wurde.[267] Diese Kooperation von

262 UA Mainz Best. 35/8. Allgäuer Alpenmilch an Lang, 20.10.1955.

263 Zur Geschichte der Suppenindustrie siehe: Hans Jürgen Teuteberg: Die Rolle des Fleischextrakts für die Ernährungswissenschaften und den Aufstieg in der Suppenindustrie. Kleine Geschichte der Fleischbrühe. Stuttgart 1990.

264 Karin Orth: Von der Notgemeinschaft zur Dienstleistungsorganisation. Leitlinien der Entwicklung der Deutschen Forschungsgemeinschaft 1949–1973. In: Die Deutsche Forschungsgemeinschaft 1920–1970: Forschungsförderung im Spannungsfeld von Wissenschaft und Politik. Hg. von Karin Orth. Stuttgart 2010, S. 89–102, hier S. 95.

265 UA Mainz Best. 35/13. »Verband der Suppenindustrie e.V.« an das LMfK RLP, 27.01.1953.

266 UA Mainz Best. 35/13. Lang an »Verband der Suppenindustrie e.V.«, 02.03.1953.

267 Thoms: Ressortforschung und Wissenschaft im 20. Jahrhundert. Das Beispiel der Reichs- und Bundesanstalten im Bereich der Ernährung, S. 29.

Wissenschaft und Industrie war den Puristen natürlich ein Dorn im Auge, vermuteten sie doch Absprachen, die letztlich zu Lasten des Verbrauchers gehen mussten. Tatsächlich war Langs Engagement in Industrieverbänden für einen Vertreter einer Medizinischen Fakultät Anfang der 1950er Jahre noch ungewöhnlich, hing der Einnahme von Drittmitteln durch die Industrie doch immer der Geruch der Bestechung an. Der konkrete Vorwurf lautete, durch die Förderung durch die Industrie gerate die Universität als Hort unabhängiger und objektiver Forschung in eine Legitimationskrise und in eine Abhängigkeit zur Industrie. Dabei war die hier beschriebene grundsätzliche Entwicklung nicht neu, schon im zu Ende gehenden 19. Jahrhundert gab es Kooperationen von Forschung und Industrie, die aber erst nach Ende des Zweiten Weltkriegs nach amerikanischem Vorbild massiv ausgeweitet wurden.[268]

Ab 1953 leitete Lang als Vorsitzender eine DFG-Kommission, die sich mit den Folgen durch Zusätze von Chemikalien, zum Beispiel für Schönungsprozesse, beschäftigen sollte.[269] In dieser Kommission trat Lang zunächst als Verfechter des Verbraucherschutzes auf und teilte damit den Grundkurs dieser Kommission insgesamt. Die von der Industrie betriebene Schönung von Lebensmitteln sei zwar an sich nicht verwerflich, denn das Aussehen der Waren beeinflusse natürlich die Kaufentscheidung des Konsumenten. Keinesfalls dürfe nicht einwandfreie Ware aber durch den Zusatz von Chemikalien »verkaufsfähig« gemacht werden oder der Nährwert der Nahrung »erheblich gemindert« werden.[270] Vertreter der Ernährungsindustrie versuchten die Entscheidungen der Kommission zu ihren Gunsten zu beeinflussen und äußerten gegenüber Lang ihre Sorge vor einem zu strengen Lebensmittelgesetz. Lang beeilte sich zu betonen, seine Kommission bemühe sich, »gänzlich objektiv zu arbeiten« und werde sicher »kein absolutes Verbot« der chemischen Zusatzstoffe vorschlagen. Weiter führte er aus, als Kommissionsvorsitzender liege es ihm »natürlich am Herzen, daß bei solchen Besprechungen alle Probleme von allen Seiten aus beleuchtet werden.« Entsprechend lud Lang Industrievertreter wiederholt zu den Sitzungen ein. Zugleich zeichnete Lang aber auch ganz deutliche Grenzen seiner Kompetenzen innerhalb der DFG-Kommission, die lediglich beratende Funktion habe. »Inwieweit die Regierungsstellen von den erarbeiteten Resolutionen Gebrauch machen, wird die Zukunft zeigen.«[271] In seiner Kommission forderte Lang ein-

268 Weingart: Die Stunde der Wahrheit?: Zum Verhältnis der Wissenschaft zu Politik, Wirtschaft und Medien in der Wissensgesellschaft, S. 175.

269 Siegfried Walter Souci: Mitteilung der Kommission zur Untersuchung des Bleichens von Lebensmitteln der Deutschen Forschungsgemeinschaft. In: Zeitschrift für Lebensmitteluntersuchung und -forschung 108 (1958), Nr. 1, S. 65f.

270 Lang: Artfremde Substanzen als Lebensmittelzusätze in der Sicht des Ernährungsphysiologen, S. 8f.

271 UA Mainz Best. 35/5. Lang an Industrievertreter, 14.07.1953.

gehendere Untersuchungen zur Mehlbehandlung und das BMfE förderte ab Herbst 1954 seine Forschungsarbeiten mit 20.000 DM.[272] Auf der Grundlage dieser Ergebnisse betonte Lang überraschend, die Mehlbehandlung habe im Tierexperiment keine gesundheitsschädlichen Folgen gezeigt. Die von der Kommission mehrheitlich getragene Empfehlung, die chemische Bearbeitung von Grundnahrungsmitteln wie etwa Mehl und Brot zu Schönungszwecken grundsätzlich zu verbieten, wollte Lang daher ausdrücklich nicht mittragen.[273] Dies leistete der Kritik, Lang sei korrumpierbar und klüngele mit der Ernährungsindustrie, weiteren Vorschub. Schon der Historiker Heiko Stoff zeigte sich überzeugt, bei Lang habe es durch seinen engen Kontakt mit den Industrievertretern »eine unbeeinflussbar kritische Haltung« nicht immer gegeben: »Er changierte zwischen einer gewissen Nähe zur Ernährungsindustrie und seiner Funktion als objektiver Kommissionsvorsitzender.«[274] Insgesamt dürfte ein wichtiges Motiv Langs für sein Engagement in den DFG-Kommissionen und seine Gutachtertätigkeit darin gelegen haben, seiner Forschung ebenso wie seiner Person den Anstrich der Objektivität zu verleihen. Entsprechend war die Kritik an Lang vonseiten der Puristen durchaus nachvollziehbar. Sie wuchs sogar noch, als Lang auf dem Internationalen Brotkongress in Hamburg 1955 Heinrich Lübke (1894–1972), damals Minister des BMfE, offen dafür angriff, die strengen Beschlüsse seiner eigenen DFG-Kommission zu unterstützen. Lang distanzierte sich öffentlich von den Ergebnissen seiner Kommission und erklärte, Behauptungen über die Schädlichkeit der Aufbereitungsmittel würden in der Presse »maßlos übertrieben« dargestellt.[275] Schon zuvor war Lang intern durch harsche Kritik an der Berichterstattung über die Kommissionsarbeit aufgefallen. So kritisierte er auf Kongressen die »Sensationspresse«, welche das Thema »entstellt und unrichtig« thematisiere.[276] Insbesondere das Thema der Mehlschönung werde in Presseartikeln »so abgefasst, dass eine starke Beunruhigung der Bevölkerung die Folge ist. Denn der Leser musste den Eindruck gewinnen, dass die Volksgesundheit durch die chemische Mehlbehandlung auf das schwerste gefährdet sei und dass die verantwortlichen Stellen diesem Zu-

272 UA Mainz Best. 35/2. Lang an BMfE, 13.10.1954 und 23.11.1954.

273 UA Mainz Best. 35/7. Vortrag Lang »Behandlung von Lebensmitteln mit chemischen Zusätzen« in Berlin am 31.01. und 01.02.1955, S. 8.

274 Stoff: Gift in der Nahrung. Zur Genese der Verbraucherpolitik Mitte des 20. Jahrhunderts, S. 101.

275 Vermerk zur Unterredung mit Ministerialrat Gabel, 03.06.1957, Archiv der DFG Bonn, AN 6032, Kommission zur Untersuchung des Bleichens von Lebensmitteln, Juli 1957; In: Stoff: ›Hexa-Sabbat‹. Fremdstoffe und Vitalstoffe, Experten und der kritische Verbraucher in der BRD der 1950er und 1960er Jahre, S.68f. Erst nach einer Unterredung mit einem Vertreter der Gesundheitsbehörde distanzierte sich Lang wiederum von seiner Distanzierung.

276 UA Mainz Best. 35/7. Vortrag Lang »Behandlung von Lebensmitteln mit chemischen Zusätzen« in Berlin am 31.01. und 01.02.1955, S. 8.

stand untätig den Lauf ließen. Diese Behauptungen treffen jedoch in keiner Weise zu.«[277] In Langs Worten spiegelt sich eine generell kritische Haltung vieler deutscher Wissenschaftler zur Publikation medizinischer Fachthemen in der Tagespresse in den 1950er und 60er Jahren wider. Tatsächlich wurde der Wissenschaftsjournalismus insgesamt kritisch beäugt, denn viele Fachvertreter befürchteten, letztlich die Deutungshoheit über ihre Forschungsarbeiten teilen zu müssen und dadurch an Reputation in der Öffentlichkeit zu verlieren.[278] Diese Einstellung entsprach noch dem klassischen Wissenschaftlerbild des 19. Jahrhunderts und Konrad Lang darf als klassischer Vertreter dieser Generation gelten. Viele Fachvertreter waren noch schlicht der Überzeugung, die Öffentlichkeit aufgrund ihrer eigenen Objektivität und Fachkunde gar nicht zu benötigen. Dem Allgemeinwohl diene man am besten, indem man Entscheidungen ohne die »gefühlsbetonte« Öffentlichkeit treffe. Die wichtigsten gesellschaftlichen Debatten der 1950er Jahre wurden getreu dieser Maxime, das zeigt auch das Beispiel der Lebensmittelzusatzstoffe, noch durch Vertreter von Industrie, Staat und Wissenschaft »hinter verschlossenen Behörden-, Kommissions- und Kabinettstüren« geführt. Speziell die DFG-Kommissionen nahmen eine sehr paternalistische Rolle ein, weil sie sich an öffentlichen Debatten fast gar nicht beteiligten. Im Kontext der Forderung nach mehr Partizipation und demokratischeren Strukturen in der Bundesrepublik forderten vor allem junge Bundesbürger ein verstärktes Mitspracherecht und gegenüber Wissenschaftlern wuchs das Misstrauen aufgrund ihrer Rolle als einflussreiche, aber letztlich nicht durch Wahlen legitimierte Berater.[279] Die alleinige Problemlösekompetenz der Wissenschaften wurde daher seit Ende der 1950er Jahren von den Medien mit wachsender Skepsis begleitet und die Rolle der Öffentlichkeit gewann im Verein mit den Medien zusehends an Bedeutung und Aufmerksamkeit.[280] Die erstarkende Rolle der Öffentlichkeit bildete letztlich auch den Grundstein für die Verbraucherschutzbewegungen der 1960er Jahre. Diese Entwicklung machten sich in großem Maße auch die Ernährungsreformer zu Nutze, welche die Rolle

277 UA Mainz Best. 35/44. Redemanuskript »Die Behandlung von Mehl mit chemischen Substanzen«, 22.11.1954, S. 2.

278 Allgemeine Literatur zum Wissenschaftsjournalismus bzw. zum Verhältnis von Wissenschaft und Öffentlichkeit bieten: Sybilla Nikolow und Arne Schirrmacher: Wissenschaft und Öffentlichkeit als Ressourcen füreinander: Studien zur Wissenschaftsgeschichte im 20. Jahrhundert. Frankfurt am Main u. a. 2007; Nikolow: Wissenschaft, Öffentlichkeit und die Rolle der Medien: Problematik, Konzepte und Forschungsfragen, S. 39–58; Weingart: Die Stunde der Wahrheit?: Zum Verhältnis der Wissenschaft zu Politik, Wirtschaft und Medien in der Wissensgesellschaft, S. 232–282.

279 Peter Weingart: Die Wissenschaft der Öffentlichkeit: Essays zum Verhältnis von Wissenschaft, Medien und Öffentlichkeit. Weilerswist 2005, S. 19.

280 Nikolow: Wissenschaft, Öffentlichkeit und die Rolle der Medien: Problematik, Konzepte und Forschungsfragen, S. 46.

der Hausfrau als Personifikation des kritischen Verbrauchers für sich vereinnahmen konnten. Puristen wandten sich explizit an die deutsche Hausfrau als Hauptverbündete im Kampf für die reine Nahrung,[281] deren wachsende Bedeutung sich in den zahlreichen gut organisierten Frauen- und Hausfrauenverbänden jener Zeit widerspiegelt.[282] Diese Entwicklung erkannte auch Konrad Lang, der Mitte der 1950er Vorträge zu vorrangig küchentechnischen Themen vor dem Mainzer Hausfrauenverein hielt.[283] Damit griff Lang wiederum pragmatisch eine Entwicklung innerhalb der Ernährungsmedizin auf, welche die Hausfrau zunehmend als wichtige Ansprechpartnerin für die Implementierung von Präventionskonzepten ansah.[284] Lang war also in Bezug auf seine Einstellung zur Öffentlichkeit wiederum ein Mann des Übergangs: Einerseits vertrat er mit seiner Kritik am Wissenschaftsjournalismus eine ganz klassische Sichtweise der Wissenschaften des 19. und frühen 20. Jahrhunderts. Andererseits erkannte er frühzeitig, wie die folgenden Kapitel noch eingehender zeigen werden, dass auch die Wissenschaften die Forderung der Bevölkerung nach mehr Partizipation und demokratischeren Strukturen nicht würden außer Acht lassen können.

In diesen nachhaltig prägenden gesellschaftlich-politischen Veränderungen setzten die DFG-Kommissionen ihre Arbeit fort. Kernaussage aller Kommissionen blieb, dass keine Substanz, welche in der Industrie zum Konservieren sowie zur Schönung und Färbung von Lebensmitteln eingesetzt würde, gänzlich unbedenklich und deshalb letztlich immer nur duldbar seien.[285] Die Kommissionen vertraten damit letztlich überwiegend eine Politik der Risikovermeidung und kamen den Forderungen der Lebensmittelreformer weit entgegen, obwohl diese ihre Forderungen nach einem generellen Verbot der Zusatzstoffe nicht durchsetzen konnten. Lang hingegen fiel durch eine sehr viel gemäßigtere Haltung bezüglich der synthetischen Zusatzstoffe auf als viele seiner Kommissionskollegen. Auch an diesem Beispiel wird also der Einfluss der Industrie auf seine wissenschaftliche und gesellschaftspolitische Entscheidungsfindung deutlich. Der Historiker Heiko Stoff vertrat ebenfalls die Meinung, Lang habe die Politik der Risikovermeidung wohl weniger mitgetragen als andere Kollegen.[286]

281 Stoff: ›Hexa-Sabbat‹. Fremdstoffe und Vitalstoffe, Experten und der kritische Verbraucher in der BRD der 1950er und 1960er Jahre, S. 69.

282 Stoff: Gift in der Nahrung. Zur Genese der Verbraucherpolitik Mitte des 20. Jahrhunderts, S. 9f.

283 UA Mainz Best. 35/6. Schreiben Lang, 23.10.1955.

284 Jakob Tanner: Lebensmittel und neuzeitliche Technologien des Selbst: Die Inkorporation von Nahrung als Gesundheitsprävention. In: Das präventive Selbst: Eine Kulturgeschichte moderner Gesundheitspolitik. Hg. von Martin Lengwiler. Bielefeld 2010, S. 44.

285 Stoff: ›Hexa-Sabbat‹. Fremdstoffe und Vitalstoffe, Experten und der kritische Verbraucher in der BRD der 1950er und 1960er Jahre, S. 64f.

286 Stoff: Zur Kritik der Chemisierung und Technisierung der Umwelt. Risiko- und Präventionspolitik von Lebensmittelzusatzstoffen in den 1950er Jahren, S. 241.

Trotzdem schien sich Lang letztlich mit den Entscheidungen arrangieren zu können, denn er blieb enger Ansprechpartner des BMfI, das er in regelmäßigen Abständen über die Ergebnisse der Sitzungen informierte.[287] Das Ministerium legte ihm sogar die Teile des Gesetzestextes zur Gegenlese vor.[288] Als im November 1958 im Deutschen Bundestag die Novelle des Lebensmittelgesetzes verabschiedet wurde, folgte das neue Gesetz dem Prinzip der Risikovermeidung. Außerdem wurde die Kennzeichnungspflicht für zugelassene und verwendete Fremdstoffe beschlossen.[289] Trotz der Warnung der Lebensmittelindustrie, das neue Gesetz werde der Wirtschaft schaden, galt es bald über alle Parteigrenzen hinweg als unumstritten und auch die Lebensmittelindustrie arrangierte sich rückblickend sehr gut mit den neuen Vorgaben. Das Gesetz wurde gemeinhin als notwendige Reaktion auf eine ungeregelte Entwicklung bei der Lebensmittelherstellung verstanden.[290] Lang betonte rückblickend, die Forschungen zu Lebensmittelzusatzstoffen hätten generell zu einer »beträchtlichen Ausbreitung der Ernährungswissenschaft« geführt.[291] Erneut zeigt sich hier die sehr pragmatische Sichtweise Langs in Bezug auf seine ernährungswissenschaftliche Forschung. Weitaus wichtiger als die Frage, ob er sich in den Kommissionen in allen Aspekten argumentativ durchsetzen konnte, dürfte Lang daher gewesen sein, dass er durch sein Engagement seine Rolle als anerkannter Ernährungsmediziner weiter festigen konnte. Darüber hinaus verlieh ihm seine Mitarbeit in der DFG den nötigen Anstrich der Objektivität, der für seine Kooperation mit politischen Behörden unumgänglich war. Zusätzlich ermöglichte ihm seine Arbeit in den Kommissionen, zahlreiche Kontakte in die Industrie zu knüpfen und dadurch vor allem finanziell zu profitieren. Entsprechend sah er die Bedeutung seines Instituts, nicht zuletzt durch die finanzielle Förderung seitens der Industrie, deutlich gesteigert. Es sei nun »ein wichtiges Glied in der internationalen Zusammenarbeit auf diesem Gebiet« und als biochemisches Institut für die Grundlagenforschung zu chemischen Lebensmittelzusätzen geradezu prädestiniert.[292]

Auch schon in den 1950er Jahren vertraten die meisten deutschen Ernährungsmediziner die Überzeugung, Fragen zu Lebensmittelzusätzen könne

287 UA Mainz Best. 35/1. Lang an BMfI, 05.04.1956.

288 UA Mainz Best. 35/7. BMfI an Lang, 27.04.1955.

289 Stoff: ›Hexa-Sabbat‹. Fremdstoffe und Vitalstoffe, Experten und der kritische Verbraucher in der BRD der 1950er und 1960er Jahre, S. 56.

290 Stoff: Gift in der Nahrung. Zur Genese der Verbraucherpolitik Mitte des 20. Jahrhunderts, S. 7.

291 Konrad Lang: Vorwort der Erstausgabe. In: Zeitschrift für Ernährungswissenschaft 1 (1960), Nr. 1, S. 1f.

292 UA Mainz Best. 35/1. Gedenkschrift anlässlich des zehnjährigen Bestehens des Instituts: »Ernährungsforschung am Physiologisch-chemischen Institut«, 10.04.1956.

letztlich kein Nationalstaat dauerhaft für sich alleine beantworten.[293] Lang etwa formulierte bereits 1955: »Bei der starken internationalen Verflechtung des heutigen wirtschaftlichen Lebens lassen sich derartige Probleme nur auf internationaler Ebene lösen, es handelt sich ja auch um Probleme, welche die gesamte Menschheit betreffen.«[294] Noch vor Gründung der Europäischen Wirtschaftsgemeinschaft 1957 gab es also den Wunsch nach einer engeren internationalen Kooperation und so nutzten viele Ernährungsexperten die Debatte, um auf internationalen Kongressen neue Kontakte in die internationale Wissenschaftsgemeinde zu knüpfen. Die Isolation der Nachkriegszeit sahen viele Ernährungsmediziner zu diesem Zeitpunkt längst als überwunden. Lang notierte zu einem Schweizer Kongress im Oktober 1954: »Die Sympathie, die man den deutschen Forschern entgegen brachte, zeigte sich am besten in der Tatsache, dass ich zum Präsidenten der einen Sitzung ernannt worden war und dass neben Englisch und Französisch Deutsch als offizielle Sprache zugelassen war.«[295] In diesen Aussagen spiegelt sich wiederum der Übergang von der national ausgerichteten Wissenschaft des ausgehenden 19. bzw. beginnenden 20. Jahrhunderts hin zur international-föderalen Orientierung ab etwa 1950 wider. Lang, der selbst noch in nationalen Kategorien dachte, aber die Bedeutung der internationalen Zusammenarbeit erkannte, darf also auch in dieser Hinsicht als Mann des Übergangs bezeichnet werden. Auf Kongressen in Wien kam er im Juli 1955 in Kontakt mit Forscherkollegen unter anderem aus England, Frankreich, Italien, Luxemburg und den USA.[296] Beim ersten Europäischen Symposium über Lebensmitteltechnik 1962 in Frankfurt/Main referierte Lang sogar selbst zum Thema der Lebensmittelzusatzstoffe.[297]

Das Lebensmittelgesetz wurde erst im August 1974 einer nächsten »Generalüberholung« unterzogen. Die Diskussion darüber fand nun aber nicht mehr in Kommissionen oder Ausschüssen streng abgeschirmt von der Öffentlichkeit statt, sondern unter dem Anspruch erhöhter Transparenz in direkten Aushandlungsprozessen zwischen zahlreichen Verbraucherbewegungen, der Industrie sowie Vertretern der Wissenschaft und der Politik. An dieser Gesetzesno-

293 Stoff: Gift in der Nahrung. Zur Genese der Verbraucherpolitik Mitte des 20. Jahrhunderts, S. 122f.

294 UA Mainz Best. 35/7. Vortrag »Behandlung von Lebensmitteln mit chemischen Zusätzen« in Berlin am 31.01. und 01.02.1955.

295 UA Mainz Best. 35/2. Langs Erfahrungsbericht über das Göteborger Symposium im Oktober 1954.

296 Siegfried Walter Souci: Symposium über aktuelle Probleme der Lebensmittelveredelung in Wien vom 6.–9. Juli 1955. In: Zeitschrift für Lebensmitteluntersuchung und -forschung 106 (1957), Nr. 5, S. 396.

297 Konrad Lang: Veränderung der ernährungsphysiologischen Eigenschaften der Lebensmittel durch küchenmäßige oder industrielle Verarbeitung. In: Zeitschrift für Lebensmitteluntersuchung und -forschung 118 (1962), Nr. 3, S. 245.

velle, an deren Ende eher eine Politik der Risikokalkulation mit größerer Rücksicht auf industrielle Interessen stand, nahm Lang altersbedingt zwar nicht mehr teil. Trotzdem wird er mit Genugtuung verfolgt haben, dass die radikalen Positionen der Lebensreformer in der öffentlichen Debatte keine Rolle mehr spielten.[298] Wie weitreichend lebensreformerische Einflüsse letztlich dennoch waren, lässt sich auch daran ablesen, dass selbst die Schulmedizin den Begriff der »Zivilisationskrankheiten« und das hinter ihr stehende Konzept später übernahm, trotz der mehrheitlichen Ablehnung des lebensreformerischen Lösungsansatzes für die entstandenen Gesundheitsprobleme.[299]

3.3 Zwischen Angst und Euphorie: Die Forschung zur Bestrahlung von Lebensmitteln im Rahmen der »Rückstandsdebatte«

Im Abschlusspapier der 1. Internationalen Konferenz für die friedliche Verwendung der Atomenergie im Jahr 1955 sprachen die Veranstalter in Genf von »unabsehbaren Chancen« durch die friedliche Atomforschung. Die Rede war vom »ewigen« Wirtschaftswunder, vom Ende der weltweiten Energieknappheit oder vom Einsatz radioaktiver Isotope in der medizinischen Diagnostik und Therapie. Die Kernenergienutzung wurde zur »Projektionsfläche der Träume der Gesellschaft«.[300] Gleichzeitig führte die Konferenz der Öffentlichkeit erstmals vor Augen, wie weit die deutsche Forschung auf dem Gebiet der Atomforschung im Vergleich zu anderen Ländern zurücklag. Als aber mit der Ratifizierung der Pariser Verträge im Mai 1955 die Bundesrepublik ihre Souveränität zurückerhielt und die letzten Restriktionen der Siegermächte entfielen, welche die kernphysikalische Forschung in Deutschland bis dahin erheblich reglementiert hatten, stand der zivilen Atomforschung nichts mehr im Wege.[301] Der grundsätzliche Konsens zugunsten der Kernenergie umfasste fast alle politi-

298 Stoff: Zur Kritik der Chemisierung und Technisierung der Umwelt. Risiko- und Präventionspolitik von Lebensmittelzusatzstoffen in den 1950er Jahren, S. 247f.

299 Arne Schirrmacher und Ulrike Thoms: Neue Wissensofferten, alte Wissensbedürfnisse und verschiedene Transaktionsmodelle: Drei Thesen zum naturwissenschaftlichen Vermittlungsdiskurs. In: Wissenschaft und Öffentlichkeit als Ressourcen füreinander: Studien zur Wissenschaftsgeschichte im 20. Jahrhundert. Hg. von Sybilla Nikolow. Frankfurt am Main u.a. 2007, S. 97–112, hier S. 103f.

300 Bernd Rusinek: Die Rolle der Experten in der Atompolitik am Beispiel der Deutschen Atomkommission. In: Experten und Politik: Wissenschaftliche Politikberatung in geschichtlicher Perspektive. Hg. von Stefan Fisch und Wilfried Rudloff. Berlin 2004, S. 189–210, hier S. 193.

301 Buchhaupt: Die Gesellschaft für Schwerionenforschung: Geschichte einer Großforschungseinrichtung für Grundlagenforschung, S. 68.

schen und wirtschaftlichen Machtgruppen der Gesellschaft. Auf allen Ebenen der Verwaltung, vom Bund über die Länder und Kommunen bis zu den Hochschulen entwickelte sich ein immenses Interesse an der Kernenergie.[302] Strahlenforschung wurde mehr und mehr zu einem politischen Gegenstand. Der massive bundesdeutsche Einstieg in die Förderung von Kernforschung stand letztlich im Zentrum eines Dreiecks aus Politik, Wirtschaft und Wissenschaft und trug den Interessen dieser verschiedenen Akteure Rechnung.[303] Während die Industrie diese innovationsträchtige Technologie weltweit wirtschaftlich für sich nutzbar machen wollte, witterten Wissenschaftler aller Fachrichtungen mit der Kernforschung eine neue Gelegenheit, ihrem Fach eine neue Legitimation in der Wissenschaftsgemeinde zu verschaffen.[304] Auch Ernährungsmediziner setzten große Hoffnungen und Erwartungen in die neue Technologie. Die einen prognostizierten ein Ende des Welternährungsproblems durch das gezielte Herstellen von ertragreicheren Pflanzen- und Tiermutationen, andere erhofften sich eine »Revolution« der industriellen Lebensmittelproduktion durch verbesserte Konservierungs- und Sterilisierungsmethoden.[305] Auch Lang, geprägt durch die jahrelangen Debatten über chemische Konservierungsstoffe, erkannte in der Bestrahlung von Lebensmitteln die Chance für ein nachhaltigeres, schonenderes und ungefährlicheres Konservierungsverfahren. Mitte der 1950er Jahre stand die Forschung zur Lebensmittelbestrahlung in der Bundesrepublik aber noch ganz am Anfang. Ernährungsexperten setzten sich daher frühzeitig für intensive Forschungen ein und sie profitierten davon, dass auch die Politik immense Erwartungen mit der Atomforschung verband: Das staatliche Engagement für die Nutzbarmachung der Kernkraft begründeten Politiker nämlich nicht nur mit der Sicherung der energetischen Basis der deutschen Volkwirtschaft, sondern mit dem Überleben der Bundesrepublik als Industrienation überhaupt. Der erste Wissenschaftsminister des Landes, Franz Josef Strauß (1915–1988), erklärte, die Aufgabe seines Ministeriums sei, »alles zu veranlassen, was (…) veranlasst werden kann, um den 10- bis 15-jährigen Rückstand der Bundesrepublik auf diesem Gebiete in möglichst kurzer Zeit aufzuholen. (…) Diese Aufgabe zu lösen ist eine nationale Pflicht, die Staat, Wissenschaft und

302 Radkau: Aufstieg und Krise der deutschen Atomwirtschaft 1945–1975: Verdrängte Alternativen in der Kerntechnik und der Ursprung der nuklearen Kontroverse, S. 88.

303 Schwerin: Strahlenforschung: Bio- und Risikopolitik der DFG, 1920–1970, S. 9.

304 Hans-Peter Kröner: Der Einfluß der deutschen Atomkommission ab 1955 auf die Biowissenschaften. In: Wissenschaften und Wissenschaftspolitik: Bestandsaufnahmen zu Formationen, Brüchen und Kontinuitäten im Deutschland des 20. Jahrhunderts. Hg. von Rüdiger vom Bruch. Stuttgart 2002, S. 464–470, hier S. 465f.

305 Die gesundheitspolitischen Aspekte der Strahlenforschung thematisiert Nikolaus Ingold: Lichtduschen: Geschichte einer Gesundheitstechnik, 1890–1975. Zürich 2015.

Wirtschaft auferlegt ist.«[306] Nur durch intensive Atomforschung könne der Prozess der drohenden Deklassierung aufgehalten werden.[307] Damit machte der Minister die Aufholung des seit Jahren propagierten »Rückstandes« der Bundesrepublik auf die führende Industrie- und Wissenschaftsnation USA zur »Chefsache«. Dabei waren sich Vertreter von Wissenschaft und Industrie schon kurz nach Kriegsende der Zweitklassigkeit durchaus bewusst, in welche das Land auf wichtigen Forschungs- und Innovationsfeldern durch die Autarkiepolitik im Dritten Reich und infolge der Kriegsereignisse abgerutscht war. Die »Rückstandsdebatte« wurde auch unter Ernährungsmedizinern nach Kriegsende intensiv geführt. Die Forschungsbedingungen in den USA etwa galten unter deutschen Fachvertretern als vorbildlich und darauf wiesen sie die deutschen Behörden bei Förderanträgen für Forschungsgelder auch immer wieder hin. Ihre Intention dahinter war die Hoffnung auf eine großzügigere Förderung ihrer eigenen Forschung, um den propagierten Rückstand auf die USA aufholen zu können. Lang etwa wies schon 1949 beim rheinland-pfälzischen Landeswirtschaftsministerium darauf hin, die Ernährungsforschung in den USA habe dank »reichster Förderung« zu »außerordentlichen Erfolgen« für das Land geführt, während er in seinem Mainzer Institut nicht einmal die entstehenden Forschungskosten decken könne.[308] 1951 klagte Lang, infolge der Kriegsereignisse sei viel medizinische Kriegsforschung nach 1945 verloren gegangen. Die deutsche Ernährungsforschung, welche noch im Kriege Spitzenforschung betrieben habe, hinke auch deshalb der amerikanischen nun hinterher, »sodass ich heute zu meinem großen Ärger die Dinge, die ich schon 1937,1938 oder 1939 gemacht habe, heute in den Publikationen des Auslandes lesen muss.«[309] Der propagierte Bedeutungsverlust der deutschen Ernährungsforschung wurde nach 1945 sogar noch beschleunigt, denn auch sie galt nach Kriegsende auf dem internationalen Parkett als vollkommen isoliert.[310] Deutsche Ernährungsexperten mussten sich wie Vertreter anderer Sparten letztlich über private oder halboffizielle Kontakte informieren.[311] Die fehlenden Kontakte in die internationale Wissenschaftsge-

306 Franz Josef Strauß: Der Staat in der Atomwirtschaft. Aufbau und Aufgaben des Bundesministeriums für Atomfragen. In: Die Atomwirtschaft – Zeitschrift für die wirtschaftlichen Fragen der Kernumwandlung 1 (1956), Nr. 1, S. 2–5, hier S. 2.

307 Minister Strauß' Eröffnungsrede bei der konstituierenden Sitzung der Deutschen Atomkommission, 06.01.1956, In: Rusinek: Die Rolle der Experten in der Atompolitik am Beispiel der Deutschen Atomkommission, S. 194.

308 UA Mainz Best. 35/12. Lang an LMfW RLP, 03.08.1949.

309 UA Mainz Best. 35/11. Schreiben Lang, 15.11.1951.

310 Der Historiker Ulrich Wengenroth illustrierte den selbstverschuldeten Zustand der deutschen Wissenschaften nach Kriegsende mit dem Bild einer »Flucht in den Käfig«, in den sich die Forschung begeben habe. Siehe: Wengenroth: Die Flucht in den Käfig. Wissenschaft und Innovationskultur in Deutschland 1900–1960, S. 53.

311 Thoms: Das Max-Planck-Institut für Ernährungsphysiologie und die Nachkriegskarriere von Heinrich Kraut, S. 314.

meinschaft wurden durch die großen materiellen Mängel, unter denen die deutsche Wissenschaft kriegsbedingt zu leiden hatte, weiter verstärkt. Reisen auf internationale Kongresse blieben in den ersten Nachkriegsjahren eher die Ausnahme. Die Universität Mainz etwa machte Lang unmissverständlich klar, dass solche Kongresse »nur dann als Dienstreise anzusehen [sind], wenn ausnahmsweise der Rektor eine solche Teilnahme einzelner Herren als Vertreter der Universität ausdrücklich anordnet«.[312] Der stetige Vergleich mit den USA lag zugleich nahe, weil die Amerikaner bis weit in die 1950er Jahre hinein in der Bundesrepublik den nachhaltigsten wirtschaftlichen und gesellschaftlichen Einfluss ausübten. Amerikanisierung, Modernisierung und Internationalisierung waren für viele Deutsche nicht nur Voraussetzung, sondern Garant für wirtschaftlichen Aufschwung und Fortschritte in der Wissenschaft. Spätestens nach den richtig anlaufenden Lebensmittelimporten im Rahmen des »European Recovery Programs« genossen die USA in weiten Teilen der Bundesrepublik eine Vorbildrolle.[313] Diese Einschätzung teilten auch die Ernährungsmediziner. Schon in der Hochphase der Hungererfahrungen nach Kriegsende hatte Lang beispielsweise lapidar angemerkt, eine vollständige Wiederherstellung der körperlichen und geistigen Leistungsfähigkeit des Volkes sei ohnehin nur zu erwarten, »wenn die Ernährung den in den USA aufgestellten Standards in quantitativer und qualitativer Beziehung« entspreche.[314] Ernährungswissenschaftler unternahmen deshalb schon bald nach dem Ende des Zweiten Weltkriegs konkrete Anstrengungen, um ein Netz aus neuen wissenschaftlichen Kontakten mit amerikanischen Forscherkollegen aufzubauen. Es bestand verständlicherweise ein ureigenes Interesse, durch eine enge Kooperation den seit Kriegsende scheinbar unaufhaltsamen Exodus deutscher Wissenschaftler und Techniker in die USA zu bremsen, durch die Herstellung wissenschaftlicher Kontakte zu kompensieren und gleichzeitig Deutschlands Wiederaufnahme in die internationale Wissenschaftsgemeinde zu forcieren. Die Wiederaufnahme der Wissenschaftsbeziehungen wurde aber auch auf der anderen Seite des Atlantiks aktiv gefördert, untermauerten die Kontakte aus Sicht der Amerikaner doch ihren Anspruch auf eine Umerziehung der deutschen Gesellschaft und deren Westintegration.[315] Der Kontakt zwischen amerikanischen und deutschen Ernährungsmedizinern intensivierte sich im Rahmen der Atomforschung nochmals deutlich und USA-Reisen westdeutscher Ernährungswissenschaftler

312 UA Mainz Best. 35/20. Kurator Universität Mainz an Lang, 24.05.1948.

313 Königs: Internalisierung der Esskultur zwischen Mangel, Überfluss, Diversität und Innovationen am Beispiel der Bundesrepublik Deutschland, S. 101.

314 UA Mainz Best. 35/50. Vortrag »Die Ernährungsverhältnisse der westeuropäischen Länder in der Kriegs- und Nachkriegszeit und ihre Auswirkungen«, 1949, S. 6.

315 Brinckmann: Wissenschaftliche Politikberatung in den 60er Jahren. Die Studiengruppe für Systemforschung 1958 bis 1975, S. 27.

ab Mitte der 1950er Jahre beendeten endgültig deren internationale Isolation nach 1933.[316] Auf diesen Reisen informierten sich deutsche Ernährungsexperten aus erster Hand über den Stand der amerikanischen Forschung auf dem Lebensmittelsektor.[317] Als Lang im Juni 1956 erstmals in die USA reiste und nahe Washington verschiedene Produktions- und Forschungseinrichtungen der Coca-Cola-Company besuchte, zeigte auch er sich »außerordentlich glücklich«, auf dieser Reise »eine Reihe Persönlichkeiten des wirtschaftlichen und wissenschaftlichen Lebens in den USA« kennengelernt zu haben.[318] Von Januar bis März 1958[319] und im September 1960 reiste Lang im Auftrag des BMfE erneut in die USA, um mit Wissenschaftlern, die »schon größere Erfahrung über die Wirkung bestrahlter Lebensmittel haben«, in einen »Erfahrungsaustausch« zu treten.[320] Die »Rückstandsdebatte« im eigenen Land führte also zu einer forschungspolitischen Aufbruchsstimmung und viele Forscher konnten es gar nicht erwarten, ihre in den USA gewonnenen Eindrücke in der Forschungspraxis in der Bundesrepublik unmittelbar umzusetzen.[321]

Auch in der Atomdebatte verwiesen Ernährungsmediziner wie Lang gegenüber deutschen Behörden immer wieder auf den Forschungsrückstand gegenüber den USA. So kritisierte Lang, im eigenen Land sei die Forschungsförderung zur Lebensmittelbestrahlung nur auf »eigene Initiative« einiger weniger wissenschaftlicher Institute möglich. »Im Gegensatz zu den Entwicklungen in der Bundesrepublik« hätten die zuständigen amerikanischen Behörden hingegen »schon frühzeitig« eigene Laboratorien eingerichtet und diese »mit der Durchführung systematischer Messungen auf diesem Gebiet beauftragt.«[322] Lang hatte intern bereits in der Berliner Militärärztlichen Akademie kritisiert, in Deutschland sei schon vor dem Kriege auf dem Gebiet der künstlichen Radioaktivität »viel versäumt« worden.[323] Worte und Argumente deutscher Wissenschaftler ließen also einen deutlichen Vorsprung der amerikanischen Atomforschung vermuten. Tatsächlich aber war bis etwa 1955 auch unter den damaligen Atommächten USA, Sowjetunion und Großbritannien die zivile

316 Thoms: Learning from America? The travels of German nutritional scientists to the USA in the context of the Technical Assistance Program of the Mutual Security Agency and its consequences for West German Nutritional Policy, S. 132.

317 H. Lüthi: Gesundheitserziehung auf dem Gebiete der Ernährung. In: Zeitschrift für Präventivmedizin 3 (1958), Nr. 1, S. 49–53, hier S. 50.

318 UA Mainz Best. 35/8. Lang an Coca Cola Company Deutschlandwerk Essen, 06.07.1956.

319 LHA Ko 910/5625. BMfAt an Lang, 08.01.1958.

320 UA Mainz Best. 35/30. Lang an BMfAt, 06.04.1960.

321 Brinckmann: Wissenschaftliche Politikberatung in den 60er Jahren. Die Studiengruppe für Systemforschung 1958 bis 1975, S. 29.

322 Konrad Lang und Johann Kuprianoff: Strahlenkonservierung und Kontamination von Lebensmitteln. Darmstadt 1960, S. 251.

323 BArch-MA RH 12-23/1681. Lang an Lehrgruppe C in der Militärärztlichen Akademie, 16.06.1944.

Anwendung der Kernenergie noch äußerst gering. Zwar hatten erste Forschungen mit ionisierender Strahlung im Lebensmittelsektor in den USA etwa in den 40er Jahren begonnen, aber erst nachdem bei diesen Forschungen Nebenwirkungen bekannt wurden, begann etwa ab 1953 in den USA eine intensivere Forschung.[324] Trotzdem verfehlte die in allen politischen und gesellschaftlichen Lagern geführte Rückstandsdebatte letztlich ihre Wirkung nicht. Mit der Einrichtung des Bundesministeriums für Atomfragen (BMfAt) Ende 1955 bekräftigte der Bund, sich künftig stärker finanziell in der Atomforschung engagieren zu wollen.[325] Die Bundesregierung förderte über sein neu eingerichtetes Ministerium die zivile Atomforschung mit verschiedenen Atomprogrammen von 1955 bis 1976 und die Ausgaben des Bundes für die Förderung des gesamten Atomsektors stiegen kontinuierlich an. So beliefen sich die Ausgaben für die »Grundlagenforschung außerhalb der Kernforschungszentren« an Max-Planck-Instituten und Hochschulen, zu denen eben auch Langs Institut gerechnet wurde, allein im 1. Programm (1956–1962) auf 423 Millionen DM und stiegen im 2. Programm (1963–1967) auf 602 Millionen DM. Insgesamt wurden allein in den vier Jahren von 1963–1967 rund 2,1 Milliarden DM für die Atomforschung aufgewendet.[326] Damit galt sie bis in die 1960er Jahre hinein als die zentrale Leitwissenschaft, zumindest wenn man Parameter wie öffentliches Aufsehen, internationales Prestige und Fördermittel anlegte.[327] Auch die Universität Mainz stieg frühzeitig in die Atomforschung ein: Zur besseren organisatorischen Koordination gründete die Universität 1956 eine »Arbeitsgemeinschaft für Atomwissenschaft«, der seit Juni 1956 auch Lang angehörte.[328] Sie sollte »eine enge Zusammenarbeit aller an der Atomwissenschaft interessierten Stellen« an der Universität ermöglichen und dem Ausbau der Atomwissenschaft der Universität und der Nachwuchsförderung dienen.[329] Zunächst stattete das BMfAt naturwissenschaftliche und medizinische Institute für die geplante Forschung mit

324 Kröner: Der Einfluß der deutschen Atomkommission ab 1955 auf die Biowissenschaften, S. 464f.

325 Das BMfAt wechselte im Laufe der Jahre mehrfach den Namen und wurde verschiedenen Ressorts zugeordnet. Unabhängig davon wird aus Gründen der Übersichtlichkeit in dieser Arbeit der Name BMfAt beibehalten. Zur Geschichte des BMfAt siehe: Christoph Oehler: Hochschulentwicklung in der Bundesrepublik Deutschland seit 1945. Frankfurt/Main; New York 1989, S. 79.

326 Buchhaupt: Die Gesellschaft für Schwerionenforschung: Geschichte einer Großforschungseinrichtung für Grundlagenforschung, S. 103.

327 Mitteilungen der DFG 3/1964, S.11. In: Orth: Von der Notgemeinschaft zur Dienstleistungsorganisation. Leitlinien der Entwicklung der Deutschen Forschungsgemeinschaft 1949–1973, S. 95.

328 LHA Ko 910/5652. Rektor der Universität Mainz an LMfK RLP, 31.07.1956.

329 LHA Ko 910/5625. Institut für Atomwissenschaft an BMfAt, 27.08.1956.

ionisierten Strahlen mit entsprechenden Geräten und Materialien aus.[330] Die Institute der Universität Mainz wurden allein von Mai 1957 bis Herbst 1958[331] mit rund 500.000 DM gefördert.[332] Langs Institut wurden für den Aufbau eines Isotopenlabors und die Anschaffung entsprechender Gerätschaften rund 105.000 DM[333] [334] [335] zugesprochen. Dieser große Anteil an der Gesamtsumme zeigt die durchaus große Bedeutung, welche das BMfAt der ernährungsmedizinischen Forschung Langs entgegenbrachte. Im Juni 1959 wurden für alle Institute nochmal rund 150.000 DM für die Anschaffung von Materialen und Gegenständen bereitgestellt. Lang erhielt davon 10.000 DM, die gleiche Summe ging an das hygienische und pharmakologische Institut der Universität.[336] Im gleichen Zeitraum beantragte Lang beim BMfAt Fördergelder zur Erweiterung der Tierställe, denn die Raumverhältnisse im Institut seien angesichts der anstehenden Tierversuche »außerordentlich beschränkt«.[337] Das BMfAt bewilligte Lang daraufhin komplikationslos die angeforderten 100.000 DM für die Erstellung eines 120 Quadratmeter großen Tierstalles für das Institut.[338] Infolge der Gründung des BMfAt gehörten die jahrelangen Diskussionen zwischen verschiedenen Ministerien über die Zuständigkeit für Langs Institut weitgehend der Vergangenheit an. Lang und sein Institut profitierten damit finanziell außerordentlich von der »Atomeuphorie« in der Bundesrepublik.

Diese gesamtgesellschaftliche Entwicklung wurde überschattet durch das Wettrüsten der beiden Supermächte USA und Sowjetunion und die weltweite Angst vor einer Eskalation des Konflikts. Dadurch rückten in der Bevölkerung die potenziellen Gefahren der Nuklearforschung immer stärker in den Fokus. Eine Emnid-Umfrage ergab 1958, dass zwei Drittel der erwachsenen Bevölkerung in der Bundesrepublik mit »Atomenergie« zunächst die Bombe und ihre Wirkungen assoziierten und ein Drittel von friedlicher Kernenergie noch nie etwas gehört hatte. Eine andere Umfrage ergab, dass nur 8 % der Bevölkerung vorbehaltlos für die Atomenergie waren, während 17 % befürchteten, die Atomenergie werde eines Tages zum Atomkrieg führen.[339] In zahlreichen Antiatomwaffendemos bekundeten Menschen zudem ihre Sorge vor den Folgen der

330 UA Mainz Best. 35/12. Merkblatt über die Verwendung des Bundeszuschusses an die Länder vom Oktober 1958.

331 UA Mainz Best. 35/12. LMfK RLP an Lang, 21.10.1958.

332 LHA Ko 910/5652. Notiz LMfK RLP an Landeskultus-Minister-Konferenz, 22.05.1957.

333 LHA Ko 910/5652. LMfK RLP an Landeskultus-Minister-Konferenz, 21.10.1957.

334 UA Mainz Best. 35/12. LMfK RLP an Institute der Universität Mainz, 18.03.1958.

335 LHA Ko 910/5652. BMfAt an LMfK RLP, 22.03.1958.

336 UA Mainz Best. 35/12. LMfK an Lang, 09.06.1959.

337 UA Mainz Best. 35/30. Lang an BMfAt, 01.06.1959.

338 LHA Ko 910/5630. LMfK RLP an BMfAt, 16.06.1962.

339 Radkau: Aufstieg und Krise der deutschen Atomwirtschaft 1945–1975: Verdrängte Alternativen in der Kerntechnik und der Ursprung der nuklearen Kontroverse, S. 89.

zahlreichen Atomwaffentests, infolge derer die Radioaktivität in der Erdatmosphäre besorgniserregend zugenommen hatte. Die Gedankenspiele der Regierung Adenauers, die Bundeswehr mit Atomwaffen auszurüsten, stießen in der Bevölkerung auf weitere harsche Kritik.[340] Die zentrale Rolle Deutschlands im Ost-West-Konflikt ließ die Sorge vor einer Verschärfung des Konflikts auf deutschem Boden für viele durchaus realistisch erscheinen.[341] Je mehr aber die Gefahr eines Atomkrieges ins allgemeine Bewusstsein drang, desto nötiger bedurfte man aufseiten der Wissenschaften eines positiven Gegenbildes. Besonders die Wissenschaftler betonten nun unerlässlich die Perspektiven der friedlichen Kerntechnik, lag es doch im genuinen Interesse aller Beteiligten, das Image der Atomwissenschaften zu bewahren.[342] Die wachsende Verunsicherung der Bevölkerung griffen auch deutsche Ernährungsmediziner auf, indem sie gesundheitsschädliche Aspekte der Bestrahlung in ihre Forschungen integrierten. Der Internist und Ernährungsforscher Ludwig Heilmeyer (1899–1969) formulierte den Anspruch der Ernährungswissenschaften in dieser Frage mit den Worten: »Wir wollen niemals, dass eine Atombombe auf Deutschland fällt. Aber wenn sie fällt, dann müssen wir uns vorher Gedanken gemacht haben, wie man diesen Dingen begegnen kann. Die Verseuchung der Ernährung ist vielleicht für die Überlebenden das Wesentliche dabei. Die große Frage, ob sie überleben, hängt von der Lösung dieser Fragen ab.«[343] Wie schon beim Thema der künstlichen Lebensmittelzusatzstoffe traten also auch in der Atomforschung die potenziell negativen Folgen der rasanten industriellen und technologischen Entwicklung des 20. Jahrhunderts in den Vordergrund. Wissenschaftler aller Fachrichtungen mahnten sich daher gegenseitig ihrer Verantwortung für ihre Forschung.[344] Insgesamt führte die Warnung vor einem Atomkrieg zu der paradoxen Situation, dass neben der Forderung nach einer atomwaffenfreien Welt zugleich die Forderung nach mehr staatlichen Fördergeldern für die Weiterentwicklung der Atomforschung stand. Auch als »unpolitisch« geltende Wissenschaftlicher fühlten sich geradezu moralisch verpflichtet, an der Diskussion

340 Arne Schirrmacher: Physik und Politik in der frühen Bundesrepublik Deutschland. Max Born, Werner Heisenberg und Pascual Jordan als politische Grenzgänger. In: Berichte zur Wissenschaftsgeschichte 30 (2007), Nr. 1, S. 13–31, hier S. 17.

341 Holger Nehring: Angst, Gewalterfahrung und das Ende des Pazifismus. Die britischen und westdeutschen Proteste gegen Atomwaffen, 1957–1964. In: Angst im Kalten Krieg. Hg. von Bernd Greiner. Hamburg 2009, S. 436–464, hier S. 437.

342 Radkau: Aufstieg und Krise der deutschen Atomwirtschaft: 1945–1975: Verdrängte Alternativen in der Kerntechnik und der Ursprung der nuklearen Kontroverse, S. 92.

343 Ludwig Heilmeyer: Begrüßung zum Freiburger Symposium im April 1967. In: Ernährungswissenschaften: V. Symposion in Freiburg i. Br. am 28. und 29. April 1967 der Deutschen Gesellschaft für Fortschritte auf dem Gebiet der Inneren Medizin. Hg. von Ludwig Heilmeyer und Hans-Jürgen Holtmeier. Stuttgart 1968, S. 1–5, hier S. 3.

344 Carl Friedrich von Weizsäcker: Die Verantwortung der Wissenschaft im Atomzeitalter. Göttingen 1963.

teilzunehmen.[345] Auch Lang äußerte sich schon 1958 in einem Zeitungs-Interview kritisch zu den Atomwaffentests und beteiligte sich damit wie viele andere Wissenschaftler auch an der öffentlichen Debatte. Zwar sei das Risiko durch die Strahlungen der radioaktiven Verunreinigungen aus den Atomexplosionen noch sehr klein. »Aber dieses Risiko wächst von Jahr zu Jahr, und kein Mensch in der Welt kann sagen, welche Konsequenzen das in einigen Jahren oder Jahrzehnten haben kann, wenn das so weitergeht.« Lang betonte, er halte es für »wünschenswert«, wenn die Atombomben-Experimente »so rasch wie möglich eingestellt würden«.[346] Dem Thema gelte ein »besonderes praktisches Interesse«.[347] Letztlich konnten deutsche Ernährungsmediziner durch die Atomforschung erneut Fragen von allgemeinem Interesse aufgreifen und ihre eigene Forschung dadurch legitimieren. Bereits im Sommer 1955 schwebte Lang vor, Auswirkungen auf den Nährwert des bestrahlten Lebensmittels in einem Langzeitversuch zu untersuchen. Im November 1955 kontaktierte Lang den Direktor der Bundesforschungsanstalt für Lebensmittelfrischhaltung (BfL) in Karlsruhe, Johann Kuprianoff[348] (1904–1971), und schlug diesem eine offizielle Zusammenarbeit der beiden Institute vor. Eine solche interdisziplinäre Zusammenarbeit und teamorientierte Forschung war in der Bundesrepublik Anfang der 1950er Jahre zunächst noch selten,[349] doch wurde die Interdisziplinarität in enger Orientierung am »teamwork« der amerikanischen Forschungsstellen auch in der Bundesrepublik zunehmend zum Signalwort für innovative Forschung. Etwa ab 1955 wurde sie damit ein sehr positives Merkmal bei Forschungsanträgen und ein wichtiges Kriterium für Gelderbewilligung etwa durch die DFG.[350] Lang griff gegenüber Kuprianoff diese Entwicklung auf und betonte, ihre Zusammenarbeit wäre »ein Musterbeispiel« für ein »Team-Work«, so wie es »dem Minister Lübke« vorschwebe. Zugleich verwies Lang leicht süffisant auf die anhaltende Atomeuphorie im Land: »Die Bundes- und Länderbehörden berauschen sich ja gegenseitig sehr in dem Gedanken an die aufzustellenden Atommeiler und mit dem, was alles mehr vorangetrieben werden kann.« Lang betonte, er würde eine

345 Brinckmann: Wissenschaftliche Politikberatung in den 60er Jahren. Die Studiengruppe für Systemforschung 1958 bis 1975, S. 89.

346 UA Mainz S 11/36. »Lebensmittel und Radioaktivität«, Mainzer Allgemeine Zeitung vom 07.06.1958.

347 Lang und Kuprianoff: Strahlenkonservierung und Kontamination von Lebensmitteln, S. i.

348 Lang und Kuprianoff waren sich bereits durch ihre Zusammenarbeit in verschiedenen DFG-Kommissionen zu Lebensmittelzusätzen bekannt.

349 Brinckmann: Wissenschaftliche Politikberatung in den 60er Jahren. Die Studiengruppe für Systemforschung 1958 bis 1975, S. 76.

350 Briefkorrespondenz zw. DFG und Lang zwischen Juli 1936 und Juli 1964, BArch FC 7578 N, 741, Heft 1, Units, 1961. In: Stoff: Wirkstoffe. Eine Wissenschaftsgeschichte der Hormone, Vitamine und Enzyme, 1920–1970, S. 109.

solche Arbeitsgemeinschaft zwischen ihren Einrichtungen »sehr begrüßen«.[351] Langs Intervention bei Kuprianoff darf nicht hinwegtäuschen über seine insgesamt ambivalente Einstellung zu den mittlerweile zahlreichen außeruniversitären Bundesanstalten der Ernährungsforschung.[352] Anlässlich der Gründung des Max-Planck-Instituts für Ernährung 1956 lobte Lang gegenüber dem Direktor Heinrich Kraut (1893–1992) die Entstehung außeruniversitärer Forschungszentren zwar ausdrücklich, schließlich erhalte die Ernährungswissenschaft damit größere staatliche Anerkennung.[353] Zeitgleich forderte Lang aber, die außeruniversitären Forschungszentren dürften sich nicht thematisch in die Arbeit seines eigenen Instituts »eindrängen«, denn nur er betreibe auf dem Gebiet der Ernährungsmedizin »Grundlagenforschung«, die auch seinem Institut »vorbehalten bleiben« müsse. Vor der Eröffnung außeruniversitärer Forschungszentren müssten deshalb »Übereinkommen« getroffen werden, damit »überflüssige Doppelarbeit vermieden« und »die Belange der einzelnen Institute nach wie vor klar abgegrenzt bleiben«.[354] Sein eigenes Institut bearbeite völlig andere Themen als die staatlichen Forschungsanstalten, betonte er. So sei die Arbeit der Bundesanstalt für Getreideverarbeitung im nordrhein-westfälischen Detmold »im wesentlichen backtechnischer und lebensmittelchemischer Art«. Auswirkungen auf die Gesundheit würden dort im Gegensatz zu seinem Institut »nicht bearbeitet.« Auch die Bundesforschungsanstalten für Hauswirtschaft in Bad Godesberg und für Geräte und Maschinen in Hohenheim bearbeiteten »ganz andere Dinge« als er, betonte Lang und verwies darauf, er halte in Bad Godesberg sogar Einführungen in ernährungsphysiologische Probleme.[355] Das kann durchaus als Seitenhieb auf die Hauswirtschaftswissenschaft verstanden werden, die viele Jahre vergeblich um ihre Anerkennung als wissenschaftliche Disziplin seitens der naturwissenschaftlich fundierten Ernährungsforschung kämpfte.[356] Zugleich spiegelt sich in Langs Worten der insgesamt wachsende Konkurrenzdruck in der deutschen Ernährungsforschung wider. Auch gegenüber Kuprianoff wies Lang darauf hin, sein Institut betreibe Grundlagenforschung im Gegensatz zur anwendungsorientierten Forschung der Bundesforschungseinrichtungen unter dem Dach des BMfE: »An und für sich trete ich ja damit keiner der vorstehenden Forschungsanstalten zu nahe, da ja wohl keine in

351 UA Mainz Best. 35/6. Lang an Kuprianoff, 23.11.1955.

352 Einen guten Überblick über die Geschichte der Bundesforschungsanstalten unter Aufsicht des BMfE bietet: Thoms: Vom Nutzen der Wissenschaft für den Staat. Ressortforschung im Bereich der Milchwirtschaft, S. 115–141.

353 UA Mainz Best. 35/1. Lang an Max-Planck-Institut für Biophysik, 07.02.1956.

354 UA Mainz Best. 35/2. Lang an Heinrich Kraut, 30.06.1954.

355 UA Mainz Best. 35/12. Lang an LMfE RLP, 24.08.1951.

356 Thoms: Ressortforschung und Wissenschaft im 20. Jahrhundert. Das Beispiel der Reichs- und Bundesanstalten im Bereich der Ernährung, S. 42.

der Lage sein dürfte, diese rein physiologischen Fragen zu beantworten.«[357] Damit unterstrich Lang die Bedeutung seines Instituts in der Forschungslandschaft, zumal nach 1945 ein Gütekriterium für unabhängige, interessenfreie und objektive Forschung die Rückbesinnung auf die Grundlagenforschung geworden war. Die »Zweckforschung« oder »anwendungsorientierte Forschung« hingegen wurde in der Regel zunächst in den Reichs- und später in den Bundesforschungseinrichtungen angesiedelt. Diese litten entsprechend unter einem geringeren wissenschaftlichen Renommee innerhalb der Wissenschaftsgemeinschaft, obwohl diese strenge Aufteilung, wie bereits Ulrike Thoms zeigen konnte, in der Realität keineswegs zutraf.[358] Lang hatte dennoch gute Gründe für eine enge Zusammenarbeit mit Kuprianoff und seiner Bundesforschungsanstalt, schließlich führte sie im Auftrag des BMfE federführend die zivile Atomforschung im Ernährungssektor durch[359] und dadurch verfügte die BfL über große finanzielle Mittel. Die Bestrahlung von Lebensmitteln zur Sterilisierung und Konservierung wurde allein im Rechnungsjahr 1958 mit 270.000 DM gefördert.[360] Damit stellte die Bundesforschungsanstalt Langs Institut finanziell gesehen deutlich in den Schatten. Aufgrund ihrer herausragenden Stellung in der Atomforschung unterhielt die BfL auch ausgezeichnete Kontakte zum BMfE, dessen Einverständnis letztlich Voraussetzung für eine Förderung durch das BMfAt war. Lang war sich der Schlüsselrolle der BfL für den Erfolg seiner Forschungen durchaus bewusst. Entsprechend schlug er Kuprianoff vor, der Förderantrag habe beim BMfE letztlich größere Chancen auf Erfolg, wenn die Anregung für eine Zusammenarbeit vom Direktor einer seiner Bundesanstalten komme: »Ein Universitätsinstitut ist ja für das Bundesernährungsministerium etwas weit aus dem gewöhnlichen Interessenkreis liegendes.«[361] Kuprianoff zeigte sich mit Verweis auf Langs herausragendes Renommee in der Ernährungsforschung außerordentlich interessiert und betonte in seiner Antwort, er wolle beim Bundesatomministerium »eisern« für eine Zusammenarbeit eintreten.[362] Lang betonte von Beginn an, dass nur experimentelle Forschungen über mehrere Generationen von Versuchstieren sinnvoll seien, »da die Wirkungen nicht schlagartig zu erwarten sind, sondern voraussichtlich erst bei späteren Generationen zutage treten dürften«.[363] Nachdem das BMfE die Förderwürdigkeit des Antrages gegenüber dem BMfAt betonte hatte, wurde das Projekt vom

357 UA Mainz Best. 35/6. Lang an Kuprianoff, 23.11.1955.
358 Thoms: Ressortforschung und Wissenschaft im 20. Jahrhundert. Das Beispiel der Reichs- und Bundesanstalten im Bereich der Ernährung, S. 29.
359 BArch B 116/15503. Notiz BMfE, 07.09.1956.
360 BArch B 116/15503. BMfAt an BMfE, 12.09.1957.
361 UA Mainz Best. 35/6. Lang an Kuprianoff, 23.11.1955.
362 UA Mainz Best. 35/1. Kuprianoff an Lang, 07.12.1955.
363 LHA Ko 910/5630. Lang an BMfAt, 08.10.1963.

BMfAt zwischen 1957 und 1964 mit insgesamt rund 1 Million DM finanziert.[364] Die Bestrahlung des eiweißreichen Mischfutters aus Magermilchpulver, Weizenmischbrot und Trockenhefe nahm die BfL in Karlsruhe vor, die experimentellen Tierversuche fanden dann größtenteils in Langs Institut statt.[365] Lang analysierte in seinen Tierversuchen, ob Wachstum, Fortpflanzungsfähigkeit, Gesundheitszustand und Lebensdauer von Ratten durch das kontaminierte Futter beeinträchtigt würden. Zudem untersuchte er die Isotopen-Konzentrationen in den Organen und im Skelett der Tiere, Stoffwechselveränderungen, Aktivitäten repräsentativer Enzymsysteme und etwaige anatomische Veränderungen.[366] Im Mai 1959, ein halbes Jahr nach Versuchsbeginn, meldete Lang, bislang gebe es keine nennenswerten Unterschiede zwischen den Gruppen bezüglich der untersuchten Aspekte.[367] Im November 1961 wurde der Versuch in der dritten[368], im Mai 1962 in der vierten[369] und im Oktober 1963 in der fünften Generation[370] fortgesetzt. Als Lang im Mai 1966 den Langzeitversuch nach Untersuchung von fünf Generationen für beendet erklärte,[371] betonte er zwar, seine Forschungen hätten »keinen Hinweis auf eine toxische Wirkung der bestrahlten Lebensmittel ergeben«.[372] Gleichzeitig warnte er aber ausdrücklich davor, aufgrund fehlender Symptome bei bestimmten Strahlendosen automatisch auf deren Ungefährlichkeit zu schließen, schließlich seien viele Schädigungsmechanismen im Feld der Bestrahlung erst unzureichend untersucht. Das sei »ein altbekanntes und heikles Problem« der experimentellen Ernährungswissenschaften.[373] Entsprechend dämpfte Lang Erwartungen an eine baldige Zulassung der Lebensmittelbestrahlung, denn die Novelle des Lebensmittelgesetztes von 1958 hatte den Verbraucherschutz deutlich gestärkt. Lang mahnte zu weiteren Versuchen und gab zu bedenken, die Bestrahlung von Lebensmitteln im

364 UA Mainz Best. 35/29. BMfAt an Lang, 31.07.1957 (33.000 DM) / 25.07.1958 (85.000 DM) / 07.10.1959 (133.400 DM) / 07.05.1960 (97.100 DM); LHA Ko 910/5627. BMfAt an Lang, 14.16.1961 (123.600 DM); LHA Ko 910/5628. BMfAt an Lang, 27.04.1962 (107.000 DM); LHA Ko 910/5629. BMfAt an Lang, 04.06.1963 (109.100 DM); LHA Ko 910/13856. BMfAt an Lang, 12.06.1964 (69.800 DM); LHA Ko 910/5626. BMfAt an Lang, 06.07.1959 (105.000 DM); LHA Ko 910/5627. BMfAt an Lang, 13.12.1960 (17.000 DM) / 09.06.1961 (98.000 DM); UA Mainz Best. 35/30. BMfAt an Lang, 24.04.1962 (60.000 DM) / 14.06.1963 (48.600 DM).

365 BArch B 116/15502. BMfAt an BMfE, 14.12.1955.

366 LHA Ko 910/5630. Lang an BMfAt, 08.10.1963.

367 UA Mainz Best. 35/29. Lang an BMfAt, 05.05.1959.

368 UA Mainz Best. 35/29. Lang an BMfAt, 23.11.1961.

369 UA Mainz Best. 35/29. Lang an BMfAt: »Arbeitsbericht für Rechnungsjahr 1961«.

370 LHA Ko 910/5630. Lang an BMfAt, 08.10.1963.

371 UA Mainz Best. 35/29. Lang an BMfAt, 26.05.1966.

372 Lang und Kuprianoff: Strahlenkonservierung und Kontamination von Lebensmitteln, S. 163.

373 Konrad Lang: Verträglichkeit bestrahlter Fette. In: Zeitschrift für Ernährungswissenschaft 2 (1961), Nr. 3, S. 141–146, hier S. 141.

industriellen Maßstab müsse nicht nur »gesundheitlich unbedenklich«, sondern letztlich auch »technisch verwirklichbar und wirtschaftlich tragbar« sein.[374] Obwohl zahlreiche internationale Studien Langs insgesamt positive Einschätzungen zur Lebensmittelbestrahlung teilten, blieb der wichtigste Akteur auf dem Lebensmittelmarkt skeptisch: der Verbraucher. Die Weltgesundheitsorganisation WHO erklärte später, der Bestrahlung habe es an der notwendigen Unterstützung in der Bevölkerung gefehlt, denn »Millionen von Menschen assoziierten Strahlung mit Krieg in nie dagewesenem Ausmaß, mit Unfällen, welche die Gesundheit über Generationen bedrohen, und mit Nuklearabfällen, die noch in 10.000 Jahren eine Gefahr bedeuten.«[375] Letztlich zeigte sich auch in dieser Diskussion, dass die negativen Folgen wissenschaftlich-technologischen Fortschritts immer stärker ins Bewusstsein der Menschen drangen und sich die Wissenschaften insgesamt einem wachsenden Vertrauensverlust gegenübersahen. Auch die Ernährungsexperten diskutierten über mehrere Jahre leidenschaftlich über das Für und Wider der Lebensmittelbestrahlung.[376] Johann Kuprianoff betonte, die chemischen Auswirkungen der Bestrahlung seien bei so komplexen biologischen Systemen wie Lebensmitteln besonders unübersichtlich und letztlich dosisabhängig.[377] Viel entscheidender sei aber, dass sich das Zulassungsverfahren neuer Technologien auf dem Lebensmittelsektor infolge des gestiegenen Verbraucherschutzes radikal verändert habe. »Klassische« Konservierungsverfahren wie etwa das Einfrieren seien »damals quasi ohne Wissen über Nebenwirkungen und Gefahren dieser Maßnahme vom Gesetzgeber erlaubt und seitdem praktiziert« worden und hätten sich »erst nach und nach« strengen naturwissenschaftlich-technischen Forschungen unterziehen müssen. »Auch heute noch ist man selbst bei diesen alten Konservierungsverfahren weit davon entfernt, auch nur die wichtigsten Fragen restlos geklärt zu haben«, gab er zu bedenken. Bei »neuen« Verfahren, deren Einführung erst noch beabsichtigt sei, erlebe man aufgrund der Novelle des Lebensmittelgesetzes von 1958 »eine völlig neue Situation«. Nun müsse schon vor der amtlichen Zulassung eines neuen Verfahrens dessen Unbedenklichkeit ausreichend nachgewiesen werden.[378] Auch deshalb werde die Lebensmittelbestrahlung die klassischen Konservierungsverfahren »sicher nicht« verdrängen, prognostizierte Kuprian-

374 Lang und Kuprianoff: Strahlenkonservierung und Kontamination von Lebensmitteln, S. 1.

375 Klaus Bögl: Lebensmittelbestrahlung: Eine Technik zur Erhaltung und Verbesserung der Sicherheit von Lebensmitteln. Berlin 1991, S. 48.

376 Zachmann: Grenzenlose Machbarkeit und unbegrenzte Haltbarkeit? Das »friedliche Atom« im Dienst der Land- und Ernährungswirtschaft, S. 231–254.

377 Johann Kuprianoff: Probleme der Strahlenkonservierung von Lebensmitteln. In: Sitzungsberichte der Heidelberger Akademie der Wissenschaft, Jahrgang 1962/64. Hg. von Heidelberger Akademie der Wissenschaft. Heidelberg 1964, S. 298–304, hier S. 301.

378 Kuprianoff: Probleme der Strahlenkonservierung von Lebensmitteln, S. 293.

off und teilte damit Langs eher pessimistische Einstellung.[379] Die weltpolitische Entspannungspolitik der Atommächte entzog der Lebensmittelbestrahlung schließlich ihre forschungspolitische Legitimation. Im August 1963 unterzeichneten die USA, die UdSSR und Großbritannien ein erstes Atomtest-Stopp-Abkommen, welches weitere Kernwaffentests verbot.[380] Entsprechend betonte Lang noch 1972, infolge des Abkommens stelle die radioaktive Kontamination der Lebensmittel »gottlob gegenwärtig kein ernsthaftes Problem« mehr dar.[381] Die sich abzeichnende Entspannungspolitik führte außerdem dazu, dass sich die Aufmerksamkeit der an Umweltthemen interessierten Verbraucher, Journalisten, Politiker und Wissenschaftler anderen Themen zuwandte. Obwohl die industrielle Bestrahlung von Lebensmitteln letztlich an der unüberwindbaren Skepsis der Verbraucher scheiterte, sah Lang, wiederum sehr pragmatisch, die Bedeutung seines Instituts durch die jahrelangen Forschungen auf dem Gebiet erneut gestärkt. Es besitze »auf Grund dieser in großem Stil unternommenen Arbeiten« das »bisher größte experimentelle Material zur Beurteilung der gesundheitsschädlichen Auswirkungen radioaktiver Verseuchungen«, betonte er 1963 gegenüber dem BMfAt.[382] Die Möglichkeit des Arbeitens mit radioaktiven Isotopen habe der Stoffwechselforschung und der Ernährungsforschung insgesamt »einen mächtigen Impuls« gegeben.[383] Biochemische Forschung ohne Isotopen sei nun »nicht mehr denkbar«.[384]

Fazit

Auch nach Ende der Versorgungsengpässe in den ersten Nachkriegsjahren blieb die Frage nach ausreichender und vor allem hochwertiger Nahrung für alle gesellschaftlichen Gruppen ein soziales Pulverfass. Zur Lösung dieser sozialen Konflikte setzten politische Entscheidungsträger verstärkt auf die Expertise von Wissenschaftlern. Auch Ernährungsmediziner wie Konrad Lang hatten durch

379 Ebd., S. 310f.

380 Or Rabinowitz: Bargaining on Nuclear Tests: Washington and its Cold War Deals. Oxford 2014.

381 Konrad Lang: Differente Substanzen in Lebensmitteln. In: Aktuelle Probleme der Lebensmitteltechnologie: Vorträge einer wissenschaftlichen Arbeitstagung anläßlich des 10jährigen Bestehens des Institutes für Forschung und Entwicklung der Maizena-Gesellschaft m.b.H., 24. bis 25. November 1972 in Heilbronn/Neckar. Hg. von Kurt Heyns. Darmstadt 1973, S. 101–107, hier S. 105.

382 LHA Ko 910/5630. Lang an BMfAt, 08.10.1963.

383 Konrad Lang: Buchbesprechungen. In: Zeitschrift für Ernährungswissenschaft 1 (1960), Nr. 2, S. 124.

384 LHA Ko 910/14421. Lang an Kanzler der Universität Mainz und LMfK RLP, 29.11.1965. Lang unterstrich die Bedeutung eines Isotopenlabors in einem zu diesem Zeitpunkt geplanten Neubau des Biochemischen Instituts.

ihre Forschung letztlich großen politischen Einfluss, denn diese sollte zur Befriedung der verschiedenen gesellschaftlichen Gruppierungen beitragen und für sozialen Ausgleich sorgen. Langs wichtige Position in der westdeutschen Ernährungsmedizin spiegelt sich in seinen zahlreichen Berufungen in verschiedene ministerielle Gremien und Kommissionen sowie seine zahlreichen Gutachten für diese Institutionen wider. Damit entspricht Lang exakt dem Typus des »Wissenschaftsmanagers«, der in Westdeutschland nach amerikanischem Vorbild immer dominanter wurde. Ernährungsmediziner wie Lang konnten für ihre Forschungen zudem auf ein enges Netzwerk von befreundeten und vertrauten Kollegen zurückgreifen, denn häufig waren sie sich bereits aus gemeinsamen Projekten aus der Zeit des Nationalsozialismus bekannt. Dieser Gruppe von Experten war gemein, dass sie nur die naturwissenschaftlich-experimentelle Ernährungsforschung als legitimiert ansahen, Politik und Industrie zum Wohle der Allgemeinheit zu beraten, während Vertretern alternativer Ernährungslehren schlicht die notwendige Kompetenz dazu abgesprochen wurde. Auch Lang folgte dieser Argumentation und verkörperte damit den klassischen Medizinertypus des frühen 20. Jahrhunderts. Lang war darüber hinaus aber durchaus ein Wissenschaftler »neuen Typus«, weil er seine Reputation weniger durch seine Stellung in der Medizin als vielmehr durch seine Kontakte in Wirtschaft und Politik erhielt. Durch seine Berufung in Beraterkommissionen der renommierten Deutschen Forschungsgemeinschaft (DFG) festige Lang zum einen seinen Ruf als objektiver Politikberater. Auf der anderen Seite ermöglichte ihm sein Engagement enge Kontakte zu Vertretern von Industrie und Wirtschaft, mit deren finanzieller Unterstützung er seine weiteren Forschungen mitfinanzierte. Im Zuge der Debatte über die Anreicherung von Lebensmitteln mit künstlichen Zusatzstoffen wurde immer offensichtlicher, dass er wissenschaftliche und industrielle Interessen nicht immer sauber zu trennen wusste. Dafür wurde er von Vertretern alternativer Ernährungslehren und bisweilen auch von Kollegen aus dem Kreis der Ernährungsmedizin scharf kritisiert. Während der amerikanische Einfluss auf die deutsche Ernährungswissenschaft durch die zunehmende Kooperation beider Länder auf internationaler Ebene wuchs, profitierte Lang auch finanziell von der intensiv geführten Rückstandsdebatte im westdeutschen Wissenschaftsbetrieb. Das belegt, dass Lang es stets geschickt verstanden hat, Stimmungen in Politik und Gesellschaft zu nutzen, um seine Forschungsarbeiten zu legitimieren und letztlich aus Politik und Wirtschaft neue Forschungsgelder zu akquirieren. Davon zeugt auch seine Arbeit über die Bestrahlung von Lebensmitteln im Kontext des Kalten Krieges.

4. Ernährungswissenschaft und ihre Rolle in der Öffentlichkeit

4.1 Kampf gegen neue Volkskrankheiten: Die richtige Ernährung als »gesellschaftliche Herausforderung«

Die Ernährungssituation in der Bundesrepublik verbesserte sich in den Jahren des Wirtschaftswunders rapide und nachhaltig. Der Pro-Kopf-Verbrauch an Schweinefleisch stieg von 19 kg im Jahr 1950 auf 30 kg im Jahr 1960, der Eierkonsum nahm von 7,4 kg auf 13,1 kg zu. Jeder Bundesbürger aß im gleichen Zeitraum durchschnittlich sechsmal mehr Obstkonserven und dreimal häufiger Schokolade. Wurden im Jahr 1950 nur 91 g Bohnenkaffee pro Person im Monat konsumiert, waren es 1963 bereits 643 g.[385] Zugleich wurde eine qualitativ hochwertige Ernährung immer erschwinglicher: Die Ausgaben für Lebensmittel stiegen zwar absolut gesehen, von 290 DM (1950) über 607 DM (1960) auf 1.080 DM (1970), doch aufgrund der höheren Einkommen sank der Anteil der Ausgaben für Lebensmittel und Genussmittel immer mehr. Musste 1950 noch die Hälfte des Einkommens für Lebensmittel ausgegeben werden, waren es 1970 nur noch ein Drittel.[386] Deshalb legten immer mehr Konsumenten größeren Wert auf Geschmack und Genuss der Lebensmittel. Essen diente zur Zeit des Wirtschaftswunders nicht mehr nur zum Stillen eines physiologischen Bedürfnisses, sondern wurde zu einer Form der sozialen Interaktion.[387] Die Schattenseiten dieser »Fresswelle« ließen nicht lange auf sich warten. Der übermäßige Konsum von Fetten und Kalorien, Zucker und Alkohol führte etwa ab Mitte der 1950er Jahre zu einem Anstieg der Übergewichtigen. Ernährungsbedingte »Volkskrankheiten« wie Bluthochdruck, Arteriosklerose, Gicht oder Diabetes, ihre Entstehung und Prävention wurden zu zentralen Themen der medizinischen

385 Königs: Internalisierung der Esskultur zwischen Mangel, Überfluss, Diversität und Innovationen am Beispiel der Bundesrepublik Deutschland, S. 108f.

386 Ebd., S. 104.

387 Peter Belton: Nutritional Science in Global Perspective. In: Die Zukunft der Ernährungswissenschaft. Hg. von Gesa Schönberger und Uwe Spiekermann. Berlin; Heidelberg 2000, S. 15–22, hier S. 16.

Forschung und immer wieder wurde auf die ähnliche Entwicklung in den USA mit den Gesundheitsproblemen der amerikanischen Bevölkerung verwiesen.[388] Diese Entwicklung bedeutete eine Gefahr für die Ernährungsmedizin. Je mehr sich die Ernährungslage in Deutschland normalisierte, fasste schon Ulrike Thoms die damalige prekäre Situation der Ernährungsexperten zusammen, desto entbehrlicher wurden ihre Arbeiten über Mangelerkrankungen, mit denen sie sich nach Kriegsende zunächst hatten legitimieren können. Das ehemals hohe Ansehen der Ernährungsbilanzforscher schwand, weil ihre Forschung ihre gesellschaftlich-politische Relevanz verlor. Die vormals sozialpolitische Intention ihrer Forschung, eine ausreichende Ernährung zu sichern, war von der Realität überholt worden. Die Ernährungsexperten mussten sich auf diese veränderten Umstände einstellen und neue Arbeitsfelder suchen, denn nur so blieben sie konkurrenzfähig und konnten auf weitere finanzielle wie wissenschaftliche Wertschätzung aufseiten der Politik und Industrie hoffen.[389] Ernährungsmediziner sahen ihren neuen Auftrag darin, Empfehlungen über die richtige Ernährung an die Gesamtbevölkerung zu kommunizieren, und sie forschten mit dem Anspruch, eine gesundheitsförderliche Ernährungsweise in allen Bevölkerungsgruppen zu verbreiten. Sie postulierten damit weiterhin die hohe gesundheitspolitische Relevanz ihrer Arbeit und begründeten ihre Forschungen damit, dass traditionelle Ernährungsgewohnheiten für das einzelne Individuum gesundheitsschädigend seien und chronisch-degenerative Erkrankungen förderten. Das entsprach einer Entwicklung der westdeutschen Schulmedizin in den 1950er und 60er Jahren insgesamt: An die Stelle von Gruppen, denen spezifische Fürsorgemaßnahmen zukommen sollten, trat das selbstverantwortliche Individuum. Damit setzte sich der Aufstieg der modernen individuell-kurativen Medizin durch. Zusätzlich traten an die Stelle von akuten und chronischen Infektionskrankheiten vermehrt chronisch-degenerative Krankheiten, hier vor allem Krankheiten des Herz-Kreislauf-Systems.[390] Die Zahl der ernährungsbedingten Erkrankungen zu verringern, wurde daher als neue staatliche Verpflichtung und gesellschaftliche Herausforderung herausgestellt. Damit näherten sich die Ernährungswissenschaften den Gesundheitswissenschaften weiter an und dehnten ihr Betätigungsfeld aus.[391] Ein offensichtliches

388 Thoms: Separated, but Sharing a Health Problem: Obesity in East and West Germany, 1945–1989, S. 215f.

389 Thoms: Die »Hunger-Generation« als Ernährungswissenschaftler 1933–1964. Soziokulturelle Gemeinsamkeiten oder Instrumentalisierung von Erfahrung?, S. 147.

390 Wolfgang Woelk: Zur Geschichte der Gesundheitspolitik in Nordrhein-Westfalen und in der Bundesrepublik Deutschland. In: Geschichte der Gesundheitspolitik in Deutschland: Von der Weimarer Republik bis in die Frühgeschichte der »doppelten Staatsgründung«. Hg. von Wolfgang Woelk. Berlin 2002, S. 285–312, hier S. 311.

391 Barlösius: Soziologie des Essens: Eine sozial- und kulturwissenschaftliche Einführung in die Ernährungsforschung, S. 70f.

Problem bei der Umsetzung dieses Eigenanspruchs bestand nun aber darin, dass es eine zentrale Ernährungsorganisation in Deutschland bis in die 1950er Jahre gar nicht gab. Daher konnte sie gegenüber der Öffentlichkeit nicht mit einer Stimme auftreten. Stattdessen war die deutsche Ernährungsforschung institutionell auf insgesamt sieben verschiedene Organisationen verteilt. Eine davon bildete die erst 1953 von Lang mitbegründete[392] und von ihm als Vorsitzender[393] geleitete »Gemeinnützige Gesellschaft für die Verbreitung von Ernährungswissen e.V.«. Sein Engagement in diesem Verein zeigt die zentrale Bedeutung, die der Verbraucheraufklärung aus Langs Sicht zukam. Führende deutsche Ernährungsforscher wie Heinrich Kraut (1893–1992) und Siegfried Walter Souci (1904–1992) bekundeten ihre Absicht, ihre Bemühungen zur Verbraucheraufklärung künftig bündeln und so die Zusammenarbeit öffentlichkeitswirksam optimieren zu wollen. Solchen Vereinen kam rückblickend eine besondere Rolle in der Vermittlungspraxis von Wissenschaften und Öffentlichkeit zu, denn sie sollten nach allgemeinem Verständnis Wissen in die breite Öffentlichkeit transportieren. Das diente der Legitimation der eigenen Forschung und des eigenen Programms.[394] Die Initiative zur Gründung der »Deutschen Gesellschaft für Ernährung« (DGE) im Herbst 1953 fand daher über alle Vorgängerorganisationen hinweg großen Zuspruch, zumal alle ihre Vorsitzenden, unter ihnen auch Lang, dem neuen Vorstand ohne Wahl angehörten.[395] Offiziell wurde die Gründung der DGE auch mit Erfahrungen ihrer Gründungsmitglieder bei USA-Reisen Anfang der 1950er begründet. Solche Reisen waren Ausdruck der engeren Kooperation der beiden Länder.[396] Auch Lang selbst sprach mehrfach von der »Gründung« der DGE in jenem Herbst[397], obwohl bereits im Dritten Reich mit der »Deutschen Gesellschaft für Ernährungsforschung« (DGEF) eine fast namensgleiche Organisation bestanden hatte, welche die Ernährungspolitik der Nationalsozialisten aktiv unterstützt hatte. Die DGE zeichnete sich dabei gegenüber ihrer Vorgängerorganisation durch eine hohe inhaltliche und personelle Kontinuität aus. Die DGE hatte sich in ihrer Satzung nun vorgegeben, die »Gesundheit und Leistungsfähigkeit der Bevölkerung durch Anleitung zu

392 UA Mainz Best. 35/5. Einladung zum Gründungsakt in Bonn an Lang, 11.05.1953.

393 BArch B 116/8369. Einladung zur Sitzung in Düsseldorf, 18.07.1953.

394 Sabine Freitag und Monika Löscher: Vereine als Vermittler zwischen Wissenschaft und Öffentlichkeit. In: Wissenschaft und Öffentlichkeit als Ressourcen füreinander: Studien zur Wissenschaftsgeschichte im 20. Jahrhundert. Hg. von Sybilla Nikolow. Frankfurt am Main u.a. 2007, S. 339–348.

395 Melzer: Vollwerternährung: Diätetik, Naturheilkunde, Nationalsozialismus, sozialer Anspruch, S. 290.

396 Thoms: Learning from America? The travels of German nutritional scientists to the USA in the context of the Technical Assistance Program of the Mutual Security Agency and its consequences for West German Nutritional Policy, S. 124.

397 UA Mainz Best. 35/3. Schreiben Lang, 25.02.1954.

richtiger und vollwertiger Ernährung« erhalten und steigern zu wollen. Damit knüpfte sie quasi nahtlos an Ziele und Vokabular der DGEF an.[398] Die DGE sah sich fortan als einzig legitime Vertretung der deutschen Ernährungswissenschaft im In- und Ausland und ihre Gründung bildete rückblickend einen wichtigen Schritt zur Institutionalisierung des Faches in Westdeutschland. Ab 1955 veröffentlichte die DGE Empfehlungen für die »wünschenswerte Höhe« der Energie- und Nährstoffzufuhr für verschiedene Verbrauchergruppen. Die Zahlenwerte orientierten sich dabei meist an den US-Empfehlungen und sind ein guter Beleg für die hohe thematische Übereinstimmung, welche die deutsche und amerikanische Ernährungsmedizin auszeichnete.[399] Lang war als Vorsitzender des Empfehlungs-Ausschusses eine ganz zentrale Figur in der Gründungszeit der DGE, auch weil die mit der Ernährungspolitik vertrauten politischen Institutionen wie das BMfE immer wieder auf diese DGE-Empfehlungen zurückgriffen.[400] Überhaupt spielte Lang eine herausragende Rolle in der Konstituierungsphase der DGE. Als Mitglied verschiedener weiterer Ausschüsse[401] sowie Vizepräsident und Vorstandsmitglied des Bundesvereins[402] leitete er die Geschicke der DGE entscheidend mit. Das ist ein weiterer Beleg für die große Reputation, die er innerhalb der Ernährungsmedizin genoss. Aus Sicht vieler Ernährungsforscher legitimierte die DGE die ausdrücklich naturwissenschaftlich fundierten Forschungen, die Mitgliedschaft im Verein wurde unter Ernährungsforschern ein wichtiges Kriterium für die Güte der experimentellen Arbeiten.[403] Angesichts der Indienststellung ihrer Vorgängerorganisation für den nationalsozialistischen Staat ausdrücklich als unabhängiger Verein gegründet, scheute sich die DGE trotzdem nicht, staatliche Unterstützung für ihre Arbeit anzunehmen. 1953 erhielt der Verein von der Bundesregierung Finanzhilfen im Wert von 28.000 DM, ein Jahr später schon 87.000 DM und 1959 sogar 455.800

398 Erst im November 2016 bekannte sich die DGE erstmals offen zu ihrer Vorgängerorganisation DGEF und distanzierte sich von deren Indienststellung im Dritten Reich: Hans-Georg Joost und Helmut Heseker: Aufarbeitung: Geschichte der deutschen ernährungswissenschaftlichen Gesellschaften DGEF und DGE. In: Ernährungs-Umschau 63 (2016), Nr. 11, S. 657–661.

399 Berthold Gaßmann: 50 Jahre Ernährungs-Umschau (Teil 1: Wissenschaftsgeschichtlicher Hintergrund und die Zeit von 1954 bis 1990). In: Ernährungs-Umschau 51 (2004), Nr. 6, S. 216–223, hier S. 218.

400 BArch B 116/8288. Geschäftsbericht der DGE für das Geschäftsjahr 1955/56 vom 28.11.1957.

401 UA Mainz Best. 35/12. Lang an LMfK RLP, 07.09.1959.

402 UA Mainz Best. 35/2. Schreiben Lang vom 13.12.1954.

403 Thoms: Einbruch, Aufbruch, Durchbruch? Ernährungsforschung in Deutschland vor und nach 1945, S. 124f.

DM.[404] Diese großzügige Förderung zeigt eindrücklich, welch hohe Bedeutung dem Verein, seinen Mitgliedern und der Aufgabe der Verbraucheraufklärung von politischer Seite beigemessen wurde.

In den Jahren nach Gründung der DGE entwickelte sich Langs Institut und damit die Mainzer Universität als Ganzes zum wissenschaftlichen Zentrum des Vereins. Ein Mitglied formulierte 1963, es sei in der DGE »zur Tradition geworden«, dass sie ihre wissenschaftlichen Kongresse in Mainz stattfinden lasse, denn Mainz biete sich als Wissenschaftsstandort und Kongresshauptstadt »aus mehrfachen Gründen« an: »Für die Bundesrepublik spricht einmal die zentrale geographische Lage; zum anderen und insbesondere gilt Lang als eine ernährungswissenschaftliche Domäne. Auch Kongreßbesucher aus dem Ausland können Mainz aufgrund seiner verkehrsgünstigen Lage leicht erreichen.«[405] Der 1. Wissenschaftliche Kongress der DGE fand im April 1954 an der Mainzer Universität statt. Dafür wendete die DGE rund 14.400 DM auf, der Bund gab weitere 20.000 DM hinzu. Unter der Schirmherrschaft von Bundesernährungsminister Heinrich Lübke (1894–1972)[406] diskutierten auf dem mehrtägigen Kongress unter der Leitung Konrad Langs über 400 Teilnehmer aus dem In- und Ausland über verschiedene Themen zur richtigen Ernährung.[407] Die deutschen Ernährungsmediziner waren damit endgültig wieder auf internationalem Parkett angekommen und Lang sowie sein Institut spielten dabei wichtige Rollen. Entsprechend euphorisch betonte Lang im Anschluss, der Kongress sei für Universität und Stadt »ein voller Erfolg« gewesen und »ganz allgemein hat die Universität Mainz und ihre Anlagen auf die Besucher einen nachhaltigen Eindruck hervorgerufen.«[408] Die Bedeutung der Veranstaltung auch für die Stadt wird dadurch ersichtlich, dass der Mainzer Oberbürgermeister Franz Stein (1900–1967) die Mitglieder persönlich begrüßte.[409] Auch die Gründung der DGE selbst sah Lang durch den Mainzer Kongress legitimiert: »Das große Interesse, den dieser Kongress in weiten Kreisen gefunden hat, zeigt deutlich, welche Bedeutung man allen mit der Ernährung verknüpften Problemen beimisst, und dass die Gründung einer Deutschen Gesellschaft für Ernährung berechtigt

404 Thoms: Learning from America? The travels of German nutritional scientists to the USA in the context of the Technical Assistance Program of the Mutual Security Agency and its consequences for West German Nutritional Policy, S. 143.

405 Willi Wirths: Bericht über den Wissenschaftlichen Kongreß 1963 der Deutschen Gesellschaft für Ernährung. In: Zeitschrift für Ernährungswissenschaft 4 (1963), Nr. 1–2, S. 50–52, hier S. 50.

406 Melzer: Vollwerternährung: Diätetik, Naturheilkunde, Nationalsozialismus, sozialer Anspruch, S. 292.

407 Helmut Oberritter: Zum 40-jährigen Bestehen der Deutschen Gesellschaft für Ernährung. In: Ernährungs-Umschau 40 (1993), Nr. 2, S. 52–56.

408 UA Mainz Best. 35/3. Lang an den Rektor der Universität Mainz, 27.04.1954.

409 UA Mainz Best. 35/3. Lang an Mainzer Oberbürgermeister Stein, 27.04.1954.

war.«[410] Schon ein Jahr später fand in Mainz eine Neuauflage der Versammlung statt, bevor sich schließlich ein Zweijahresrhythmus etablierte.[411] In diesen Anfangsjahren nahmen auch Vertreter des zentralen DDR-Instituts für Ernährung in Potsdam-Rehbrücke an den Mainzer Kongressen teil.[412] Ab 1957 fanden im Mainzer Institut zudem sogenannte wissenschaftliche Symposien zu je einem Schwerpunktthema aus dem Ernährungsgebiet statt. An diesen Veranstaltungen nahmen jeweils ca. 30 Wissenschaftler teil, die sich über Ergebnisse ihrer Forschungen informierten. Das war letztlich der öffentliche Ausdruck einer Entwicklung in der Wissenschaftswelt insgesamt, denn der wissenschaftliche Austausch in kleinerem Kreis wurde als effektiver angesehen als die Teilnahme an großen Kongressen mit hunderten Teilnehmern. Auf zahlreichen internationalen Arbeitstagungen unter dem Dach der DGE konnte Lang weitere Kontakte zu Vertretern der weltweiten Ernährungsforschung knüpfen.[413]

Ganz den Leitlinien der DGE folgend sprach sich Lang in öffentlichen Empfehlungen für eine ausgewogene Ernährung aus. Jede einseitige Ernährung sei »von Übel« und eine abwechslungsreiche und richtig zusammengesetzte Ernährung Voraussetzung für ein gesundes Leben. Das Problem sei daher die richtige Auswahl der Nahrungsmittel.[414] Die Ernährungsmediziner formulierten angesichts der veränderten Essgewohnheiten und ihrer Folgen neue Hypothesen über Ursachen und biologische Wirkmechanismen, die an Zellkulturen, im Tierexperiment und schließlich in Interventions- und klinischen Studien zu überprüfen waren.[415] Immer stärker rückte damit die Prävention von Krankheiten in den Vordergrund medizinischer Forschung. Hintergrund dessen war, dass die Prävention von Krankheiten in den 1950er und 1960er Jahren aus dem öffentlichen Gesundheitsdienst, in dem dieses Themenfeld seit Kriegsende integriert gewesen war, herausgelöst wurde und zunehmend der Ärzteschaft

410 UA Mainz Best. 35/7. Lang formulierte diese Worte in seinem Vorwort zur Erstausgabe der Ernährungs-Umschau.

411 UA Mainz Best. 35/7. Schreiben Lang, 29.03.1955.

412 UA Mainz Best. 35/7. Lang an Institut für Ernährungsforschung Potsdam-Rehbrücke, 04.01.1954 [offensichtlich ist das Jahr 1955 gemeint]. Nachdem einige Vertreter des DDR-Instituts ihre Teilnahme am 2. Kongress wegen Terminkollision absagen mussten, bekundete Lang, er bedauere es »ganz außerordentlich«, dass nun »viele ›Kollegen aus der Ostzone‹« nicht nach Mainz würden reisen können.

413 H. Bosch: Gemeinsame Arbeitstagung der Deutschen Gesellschaft für Ernährung, der Österreichischen Gesellschaft für Ernährungsforschung und der Schweizerischen Gesellschaft für Ernährungsforschung in Wien vom 22. bis 24. September 1964. In: Zeitschrift für Lebensmitteluntersuchung und -forschung 127 (1965), Nr. 6, S. 353.

414 Lang: Die Notwendigkeit der Verwendung konservierter Lebensmittel, S. 39.

415 Gaßmann: 50 Jahre Ernährungs-Umschau (Teil 1: Wissenschaftsgeschichtlicher Hintergrund und die Zeit von 1954 bis 1990), S. 218f.

übertragen wurde.[416] Ein Schwerpunkt der ernährungsmedizinischen experimentellen Arbeit wurde die Erforschung des Fettstoffwechsels.[417] Schon 1951 nannte Lang die Arteriosklerose ein »medizinisches Problem erster Ordnung«[418] und den übermäßigen Konsum von Fett »eines der wichtigsten Probleme der Ernährung«.[419] Besonderes Interesse zeigte Lang an der ernährungsphysiologischen Bedeutung frittierter Fette und der Fettstoffwechsel in der Zelle wurde eines der wichtigsten Forschungsthemen im Mainzer Institut.[420] Vor allem in den Ländern, deren Bevölkerung einen hohen Lebensstandard aufweise, wachse der Konsum frittierter Lebensmittel immer weiter, betonte Lang. Das Interesse an den ernährungsphysiologischen Wirkungen der Fette habe deshalb stark zugenommen.[421] Lang untersuchte in verschiedenen Experimenten die enzymatischen Abbauprozesse synthetischer und natürlicher Fette, ihr ernährungsphysiologisches Verhalten abhängig von ihrer chemischen Konstitution, die Verwertung verschiedener Fettsorten und die Toxizität von erhitzten Fetten.[422] Lang belegte in verschiedenen, teils jahrelangen Tierversuchen die gesundheitsschädliche Wirkung der Frittierfette.[423] Er selbst sprach von »praktisch wichtigen und interessanten Ergebnissen«[424] und beantragte auf dieser Grundlage beim BMfE Fördergelder in Höhe von rund 30.000 DM. Die »praktische Auswirkung unserer Untersuchungen« sei »so groß, daß die Bewilligung einer größeren Summe durchaus gerechtfertigt ist«, zeigte er sich überzeugt.[425] Auch an diesem Beispiel zeigt sich, dass Lang seine Forschung gerne als Beitrag zur Sicherung des Allgemeinwohls verkaufte und sich so die notwendige Legitimation von Politik und Gesellschaft sicherte. Nachdem das BMfE den Antrag

416 Lindner: Gesundheitspolitik in der Nachkriegszeit: Großbritannien und die Bundesrepublik Deutschland im Vergleich, S. 512.

417 Spiekermann: Pfade in die Zukunft? Entwicklungslinien der Ernährungswissenschaft im 19. und 20. Jahrhundert, S. 34.

418 Konrad Lang: Probleme auf dem Gebiet der Fetternährung. In: Fette und Seifen 53 (1951), Nr. 12, S. 731–735, hier S. 733.

419 UA Mainz Best. 35/11. Margarine-Verkaufsunion an Lang, 17.09.1951.

420 Die Deutsche Gesellschaft für Fettforschung (DGF) verlieh Lang 1972 die Normann-Medaille, die höchste Auszeichnung der deutschen Fettforschung, für seine »überragenden Verdienste um die Verbreitung der wissenschaftlich fundierten Ernährungslehre«. Siehe: Anonym: Tagung 1972 der Deutschen Gesellschaft für Fettwissenschaft e.V. (DGF), S. 620.

421 Konrad Lang: Über den Einfluß des Frittierens auf die chemische Zusammensetzung von Fisch-Frittierfetten. In: Fette und Seifen 71 (1969), Nr. 12, S. 1027–1032, hier S. 1027.

422 Lang: Die physiologischen Aufgaben des Nahrungsfettes, S. 257f.

423 Konrad Lang: Untersuchungen zur Veränderung des Gehaltes von Cholesterin, Gesamtlipid und Lipid-P im Serum von Ratten nach Fütterung von oxydierten Sojaölen. In: Klinische Wochenschrift 40 (1962), Nr. 10, S. 515–518; Konrad Lang: Untersuchungen zur Zusammensetzung des Körperfettes bei Ratten nach Fütterung von oxydiertem Sojaöl. In: Klinische Wochenschrift 40 (1962), Nr. 10, S. 542–544.

424 UA Mainz Best. 35/11. Lang an Margarine-Verkaufsunion, 02.07.1951.

425 UA Mainz Best. 35/12. Lang an BMfE, 02.07.1951.

wegen beschränkter Fördermittel nicht unterstützen konnte, wandte sich Lang an das BMfG, zu diesem Zeitpunkt noch Teil des Bundesinnenministeriums, das ihm schließlich rund 10.000 DM bewilligte.[426] Langs langjähriger Kollege Hans-Diedrich Cremer (1910–1995), derweil Leiter am Institut für angewandte Ernährungswissenschaften in Hannover, kommentierte die Förderung durch das BMfG mit den Worten: »Überhaupt ist im Grunde genommen das Gesundheitsministerium an Ernährungsfragen viel interessierter als das Ernährungsministerium.«[427] Cremer brachte damit eine Entwicklung der Ernährungsmedizin in der zweiten Hälfte des 20. Jahrhunderts insgesamt zum Ausdruck: Durch ihre neuen Themenschwerpunkte weg von der Bilanzforschung entfernten sich die Ernährungswissenschaften von einer wirtschaftspolitischen Steuerung, die traditionell in der Hand des Wirtschafts- und Ernährungsministeriums lag, und näherten sich stattdessen der Gesundheitspolitik an.[428] Das Gesundheitsministerium bekundete etwa ab Mitte der 1950er Jahre immer wieder sein grundsätzliches Interesse an einer intensiveren Förderung der Ernährungsmedizin. Ludwig von Manger-Koenig (1919–1983), Staatssekretär im BMfG und aus Sicht einzelner Historiker »einer der führenden Gesundheitspolitiker« seiner Zeit[429], äußerte, es sei »nicht recht verständlich, warum dieses wichtige Forschungsgebiet mehr der landwirtschaftlichen als der Medizinischen Fakultät in den vergangenen Jahren zugeteilt wurde«, obwohl das Gebiet der Ernährungstherapie inzwischen mit zu den wichtigsten Aufgabengebieten der Ärzte gehöre. Es müssten »agrarpolitische Überlegungen gegenüber gesundheitspolitischen Aspekten zurückstehen.«, forderte der Staatssekretär.[430] Erneut wird deutlich, wie stark das Fach der Ernährungswissenschaften während seiner Aufbau- und Konsolidierungsphase bis in die späten 1960er Jahre in der frühen Bundesrepublik »zwischen den Stühlen« einzelner Bundes- und Landesministerien saß. Die Bildung eines eigenständigen Bundesgesundheitsministeriums im Jahr 1961 verdeutlicht, dass auch der Staat die ganz zentrale Bedeutung der Gesundheit und damit letztlich auch einer gesunden Ernährung anerkannte.[431] Nur zwei Jahre später gingen schließlich folgerichtig die Zuständigkeiten für die

426 UA Mainz Best. 35/12. Lang an BMfG, 07.07.1952.

427 UA Mainz Best. 35/9. Cremer an Lang, 18.01.1952.

428 Barlösius: Soziologie des Essens: Eine sozial- und kulturwissenschaftliche Einführung in die Ernährungsforschung, S. 253.

429 Woelk: Zur Geschichte der Gesundheitspolitik in Nordrhein-Westfalen und in der Bundesrepublik Deutschland, S. 307.

430 Ludwig von Manger-Koenig: Aufgaben und Zielsetzung des Bundesgesundheitsministeriums. In: Ernährungswissenschaften: V. Symposion in Freiburg i. Br. am 28. und 29. April 1967 der Deutschen Gesellschaft für Fortschritte auf dem Gebiet der Inneren Medizin. Hg. von Ludwig Heilmeyer und Hans-Jürgen Holtmeier. Stuttgart 1968, S. 163–169, hier S. 167.

431 Lindner: Gesundheitspolitik in der Nachkriegszeit: Großbritannien und die Bundesrepublik Deutschland im Vergleich, S. 42.

DGE von BMfE auf das BMfG über. Das war letztlich der offizielle Ausdruck des neuen Arbeitsschwerpunktes der DGE und der Ernährungswissenschaft insgesamt. Ernährungsexperten bearbeiteten nun schwerpunktmäßig gesundheitspolitische und weniger agrarpolitische Aufgabenfelder.[432] Konrad Lang unterstützte als studierter Mediziner diese zunehmend stärkere Hinwendung der Ernährungswissenschaften in die klinische Medizin und letztlich bewertete er sein Fach auch immer aus dem Blickwinkel der Nützlichkeit für die medizinische Praxis. So betonte er mehrfach, seine Forschung spiele gerade in der präventiven Medizin »eine überragende Rolle«.[433] Tatsächlich nahm die Prävention von Krankheiten einen immer größeren Raum in der Schulmedizin ein. Zugleich war der Glaube an den medizinisch-wissenschaftlichen Fortschritt in weiten Teilen der Bevölkerung nach wie vor präsent. Von diesem Vertrauen profitierte wiederum die Ärzteschaft, die insgesamt ein hohes Prestige genoss.[434] Diese Entwicklung der westdeutschen Medizin nutzte Lang geschickt aus, um neue Forschungsschwerpunkte in seinem Institut zu legitimieren. Das belegen etwa seine intensiven Forschungen zur Entstehung und Prävention des Diabetes mellitus. Die Inzidenz dieses Krankheitsbildes stieg angesichts der ungesunden Ernährungsweise weiter Bevölkerungsgruppen stark an. Dabei warben Diabetespatienten häufig bereits in den 1950er Jahren für eine gesündere Ernährungsweise und traten so ihrer Stigmatisierung als undisziplinierte Genussmenschen, die ihre Erkrankung stets selbst verschuldet hatten, entgegen.[435] Das steigende Interesse der Menschen und damit auch der Medizin an diesem Krankheitsbild griff Lang auf und untersuchte die ernährungsphysiologischen und therapeutischen Aspekte eines Intermediärprodukts im Kohlenhydratstoffwechsel, das als Zuckerersatz fungieren und somit die Entstehung des Diabetes verhindern sollte. Er wies in zahlreichen Tierversuchen nach, dass der Zuckerersatz weder akute noch chronische Toxizität besaß und nicht zur Erhöhung des Blutzuckerspiegels führte[436], und schlussfolgerte aus seinen zahlreichen Versuchen, der untersuchte Zuckerersatzstoff sei »in der Diätetik für den Diabetiker gut geeignet«.[437] Lang arbeitete in dieser Experimentalreihe eng mit den Universitätskliniken in Mainz, München und Gießen zusammen und testete seinen Er-

432 Oberritter: Zum 40jährigen Bestehen der Deutschen Gesellschaft für Ernährung, S. 52–56.

433 Lang, Bässler und Fekl: Grundbegriffe der Ernährungslehre, S. VII.

434 Lindner: Gesundheitspolitik in der Nachkriegszeit: Großbritannien und die Bundesrepublik Deutschland im Vergleich, S. 516.

435 Cay-Rüdiger Prüll: Auf der Suche nach dem »Zucker-Mädchen« – Sexualität und Partnerschaft im Journal »Der Diabetiker« (1951–1970). In: Medizinhistorisches Journal 47 (2012), Nr. 1, S. 31–61.

436 Konrad Lang: Xylitstoffwechsel beim Menschen: Zur Frage der Eignung von Xylit als Zucker-Ersatz beim Diabetiker. In: Klinische Wochenschrift 40 (1962), Nr. 15, S. 791–793.

437 Konrad Lang: Xylit, Stoffwechsel und klinische Verwendung. In: Klinische Wochenschrift 49 (1971), Nr. 5, S. 233–245, hier S. 233.

satzzucker in verschiedenen klinischen Studien erfolgreich. So konnte er mit diesen Forschungen wiederum seine nationalen wie internationalen Kontakte intensivieren und im Mai und Juni 1965 an verschiedenen wissenschaftlichen Veranstaltungen der Ernährungs- und Diabetesgesellschaft in Japan und Indien teilnehmen.[438] Auf einem internationalen Forscherkongress über Fragen zum Ersatzzucker bei Diabetikern referierte Lang im August 1967 im japanischen Hakone auf Englisch:

> »The biochemical basis was found in the USA. (...) Then, in Europe, the physiological, pharmacological and toxicological effects and properties of these substances have been elucidated especially by the experiments of my laboratory and of other German laboratories and hospitals closely connected with us.«[439]

Auch die medizinische Forschung zur Infusionstherapie bzw. parenteralen Ernährung beeinflusste Lang in seinem Mainzer Institut maßgeblich mit. Noch 1970 erklärte er, die parenterale Ernährung sei einer der »Brennpunkte der medizinischen Ernährungsforschung« und zwar sowohl des Theoretikers als auch des Chemikers.[440] Lang forschte zur optimalen Zusammensetzung einer parenteralen Nahrung und legte seinen Schwerpunkt auf die Eigenschaften der Proteine in diesem Gemisch. Aufgrund dieser Versuche warnte er vor der Verwendung chemisch veränderter Proteine, da diese von den körpereigenen Enzymen »nur schlecht aufgespalten« und stattdessen in den Zellen gespeichert würden, wo sie histologische Veränderungen hervorriefen.[441] Zusammen mit dem Institut für Anästhesiologie der Uniklinik Mainz unter Leitung seines Direktors Rudolf Frey (1917–1981) hielt Lang mehrere wissenschaftliche Symposien zum Thema in Mainz ab, an denen unter anderem Vertreter aus Australien, Dänemark, Frankreich, Japan, Schweden und der Schweiz teilnahmen.[442] Frey leitete an der Universität Mainz das erste eigenständige Universitätsinstitut für Anästhesiologie in der Bundesrepublik und stieg in den Folgejahren zu einem der bekanntesten Vertreter seines Faches auf. In den 1960er Jahren forschten die beiden Mainzer Professoren zusammen zur parenteralen Ernährung, einer entscheidenden Komponente der Intensivmedizin, und trugen damit zu einer

438 UA Mainz Best. 64/4 Personalakte Konrad Lang. Lang an den Rektor der Universität Mainz, 31.03.1965.

439 Konrad Lang: International Symposium on Metabolism, Physiology, and Clinical Use of Pentoses and Pentitols in Hakone, Japan, August 27th-29th, 1967. Berlin, Heidelberg 1969.

440 Konrad Lang: 8. Internationaler Kongreß über Ernährung in Prag vom 28. August bis 5. September 1969. In: Zeitschrift für Ernährungswissenschaft 10 (1970), Nr. 2, S. 155.

441 UA Mainz Best. 35/9. Referat »Das Schicksal parenteral beigebrachter Eiweißkörper«, 05.03.1952.

442 Konrad Lang: Parenterale Ernährung: Bericht über das Symposion des Physiologisch-Chemischen Instituts und des Instituts für Anaesthesiologie der Johannes Gutenberg-Universität am 30. und 31. Oktober 1964 in Mainz. Berlin u.a. 1966.

außerordentlich dynamischen klinischen und wissenschaftlichen Entwicklung dieses Faches bis in die 1970er Jahre bei.[443] Noch 1986 äußerte ein langjähriger Arbeitskollege Langs im Mainzer Institut, dank dieser gemeinsamen Arbeitsprojekte habe die medizinische Forschung schon Anfang der 1960er Jahre die wichtigsten »Meilensteine« der Forschung zur parenteralen Ernährung erreicht gehabt. »Was dazugekommen ist, ist Ausbau, Erweiterung, Feinschliff, aber wenig prinzipiell Neues«[444] und ohne Langs »Pionierarbeiten zur Entwicklung der künstlichen Ernährung« wäre »die moderne Chirurgie und Intensivmedizin nicht möglich« gewesen.[445] Für die Therapie ernährungsabhängiger Erkrankungen stellten Ernährungsmediziner zunehmend Ernährungsvorschriften auf und entwickelten spezielle Diäten.[446] Gleichzeitig sprach Lang auch praktizierenden Medizinern eine entscheidende Rolle bei Ernährungsfragen zu, schließlich sei ihnen »die Gesundheit der Bevölkerung anvertraut«.[447] Lang warb immer wieder für seine medizinische Forschung mit dem Argument, sie komme letztlich dem Allgemeinwohl zugute. Deshalb war es aus Langs Sicht »naheliegend«, dass Mediziner in der Klinik und als Berater staatlicher Stellen auch solide Grundkenntnisse auf dem Gebiet der Ernährungslehre benötigten.[448] Das entsprach letztlich dem Trend in der westdeutschen Medizin insgesamt, nach welchem sich die Schulmedizin zunehmend spezialisierte und in zahlreiche kleinere Fachbereiche aufspaltete. Ernährungslehre müsse, so forderte Lang, einen größeren Teil der medizinischen Ausbildung einnehmen und auch in der Prüfungsordnung des Medizinstudiums festgelegt werden. »Es kann durchaus passieren, und es passiert erfahrungsgemäß auch an vielen Hochschulen, dass der Medizinstudent über die Grundlagen der Ernährungskunde so gut wie nichts hört.«[449] Bei den Medizinstudenten treffe er bisweilen auf »wenig Verständnis« für ernährungsphysiologische Fragen,[450] dabei werde die biochemische Ernährungsforschung »in Zukunft noch mehr als schon jetzt zum integrierenden

443 Der Fortschritt der deutschen Intensivmedizin in den 1960/70er Jahren wird detailliert nachgezeichnet in: Peter Lawin und Hans Wolfgang Opderbecke: Die Intensivmedizin in Deutschland: Geschichte und Entwicklung. Berlin u. a. 2002; zur Geschichte des Instituts für Anästhesiologie an der Universität Mainz: Wolfgang Dick: Johannes Gutenberg-Universität Mainz – Klinik für Anästhesiologie. In: 50 Jahre Deutsche Gesellschaft für Anästhesiologie und Intensivmedizin: Tradition & Innovation. Hg. von Jürgen Schüttler. Berlin u. a. 2003, S. 494–500.

444 Bässler: In memoriam Konrad Lang, S. 269.

445 UA Mainz S 11/36. Nachruf Konrad Lang, Mainzer Allgemeine Zeitung 12./13. 10. 1985.

446 Barlösius: Soziologie des Essens: Eine sozial- und kulturwissenschaftliche Einführung in die Ernährungsforschung, S. 71.

447 Lang: Artfremde Substanzen als Lebensmittelzusätze in der Sicht des Ernährungsphysiologen, S. 7.

448 Lang, Bässler und Fekl: Grundbegriffe der Ernährungslehre, S. VII.

449 UA Mainz Best. 35/6. Lang an LMfK RLP, 04. 05. 1955.

450 UA Mainz Best. 35/12. Lang an LMfK, 07. 09. 1959.

Bestandteil einer soliden medizinischen Ausbildung gehören.« Wesentliche medizinische Fortschritte seien ohne biochemische Grundlagenkenntnisse unmöglich. Daher forderte Lang gerade auch von praktizierenden Medizinern, sich mehr über Ernährungsfragen zu informieren.[451]

4.2 Ernährungswissen in Magazinen, Hörfunk und Fachzeitschriften

Die wachsende Bedeutung ernährungsphysiologischer Themen in der Medizin wird rückblickend auch durch die rapide steigende Zahl der Beiträge zur Entstehung von Arteriosklerose und Diabetes in medizinischen Fachzeitschriften deutlich. Aber auch in populärwissenschaftlichen Zeitschriften, Magazinen und Zeitungen wurden parallel zur verbesserten Versorgunglage der Bevölkerung immer häufiger ernährungsbezogene Themen behandelt. Viele Zeitschriften propagierten ein neues Schlankheitsideal als Bestandteil einer von amerikanischen Vorbildern inspirierten Alltagskultur und transportierten es über Werbeprospekte in die deutschen Haushalte.[452] Schon ab Beginn der 1920er Jahre waren Ernährungsfragen vermehrt in Tageszeitungen, Kochbüchern, Broschüren, Frauen- und Haushaltszeitschriften thematisiert worden[453] und im Nachkriegsdeutschland publizierten Ärzte wie medizinische Laien wiederum vermehrt über naturwissenschaftliche und medizinische Themen, denn das Interesse des Lesers an medizinischen Innovationen blieb ungebrochen, ja stieg in den Jahren des wirtschaftlichen Aufschwungs gar weiter an. Wurden im Jahr 1947 im »Spiegel« noch 16 Artikel zum Thema publiziert, waren es bereits 118 im Jahr 1955. In diesem überproportionalen Anstieg reflektiert sich der Übergang von Hungerzeiten zu den Annehmlichkeiten des Lebens. Letztlich sahen Mediziner in den Publikationen auch eine Möglichkeit, nach den publik gewordenen Verstrickungen der deutschen Ärzteschaft in die Verbrechen des Nationalsozialismus in der Öffentlichkeit für eine neue Legitimation ihres Faches zu werben. Die Beteiligung von Medizinern an NS-Forschungen wurde hingegen bis in

451 LHA Ko 910/14421. Statement Lang »Arbeitsweise und Organisationsform der Physiologisch-chemischen Institute«, 29.03.1966.

452 Thoms: Separated, but Sharing a Health Problem: Obesity in East and West Germany, 1945–1989, S. 207–222; Thoms: Körperstereotype. Veränderungen in der Bewertung von Schlankheit und Fettleibigkeit in den letzten 200 Jahren, S. 281–308; Spiekermann: Übergewicht und Körperdeutungen im 20. Jahrhundert. Eine geschichtswissenschaftliche Rückfrage, S. 35–56.

453 Thoms: Vitaminfragen – kein Vitaminrummel? Die deutsche Vitaminforschung in der ersten Hälfte des 20. Jahrhunderts und ihr Verhalten zur Öffentlichkeit, S. 83f.

die 1980er Jahre nicht thematisiert.[454] Auch die DGE als größte Ernährungsorganisation in Deutschland nutzte Presse und Medien für die Verbreitung ihrer Ernährungsempfehlungen. Dazu gründeten ihre Mitglieder bereits 1954, ein Jahr nach Vereinsgründung, die Zeitschrift »Ernährungs-Umschau«, die in den folgenden Jahren eine wichtige Rolle in der Öffentlichkeitsarbeit des Vereins bilden sollte. Zunächst richtete sich die Zeitschrift mit ihren Publikationen stark an Verbraucherinteressen. Die Ernährungs-Umschau wollte nach eigenen Angaben »in wissenschaftlich einwandfreier und objektiver, jedoch dem gebildeten Laien verständlicher und interessanter Form« über alle Fragen und Tatsachen aus dem gesamten Gebiet der Ernährung berichten.[455] Die Erstauflage der »Ernährungs-Umschau« im Juni 1954 lag bei immerhin 15.000 Exemplaren und stieg in den nächsten Jahren weiter.[456] Ausdrücklich richtete sie sich gerade in ihrer Anfangsphase beispielsweise an die Hausfrau, die lernen sollte, im Kontext der zurückliegenden Rationierungsjahre eine sinnvolle Nahrungsauswahl zu treffen.[457] Die ersten Jahre waren damit geprägt von alltagstauglichen Empfehlungen und Informationen für den Verbraucher. Leseranfragen wurden beantwortet, Küchengeräte getestet, Ernährungserziehung betrieben. Die Zeitschrift bildete ein breites Spektrum zu Fragen der Lebensmittelproduktion, Landwirtschaft, Gartenbau, Pflanzenzüchtung und Lebensmittelfrischhaltung ab. Feste Rubriken wie »Aus der Arbeit der DGE«, Bücherbesprechungen, Kurzberichte aus Wissenschaft und Praxis sowie über Veranstaltungen zum Thema Ernährung rundeten das Bild ab. Erst im Verlauf eines Jahrzehnts wandelte sich die Zeitschrift zu einem rein wissenschaftlichen Fachorgan. Ihre Beiträge wurden fortan stärker von lebensmittelchemischen und biomedizinischen Fragestellungen bestimmt.[458] Diese thematische Veränderung war letztlich einer Umorientierung der DGE insgesamt geschuldet, die Ende der 1950er Jahre einsetzte und den Charakter der DGE stärker zu einer wissenschaftlichen Ernährungsorganisation verlegen sollte. So waren Laien und Interessierte ab dem 5. Wissenschaftlichen DGE-Kongress erstmals und dauerhaft von der Teilnahme ausgeschlossen. Die DGE reagierte damit auf eine zunehmende Popularität alternativer Ernährungslehren in der Bevölkerung, deren Anhänger auch auf den

---

454 Prüll: Ärzte, Journalisten und Patienten als Akteure der Teilöffentlichkeiten in Westdeutschland. Eine Analyse am Beispiel des Nachrichtenmagazins »Der Spiegel« (1947–1955), S. 113f.

455 Gaßmann: 50 Jahre Ernährungs-Umschau (Teil 1: Wissenschaftsgeschichtlicher Hintergrund und die Zeit von 1954 bis 1990), S. 216.

456 UA Mainz Best. 35/2. Verlag der Ernährungs-Umschau an Lang, 06.06.1954.

457 Thoms: Learning from America? The travels of German nutritional scientists to the USA in the context of the Technical Assistance Program of the Mutual Security Agency and its consequences for West German Nutritional Policy, S. 146f.

458 Kopke: Themen der deutschen Ernährungswissenschaft in den vierziger und fünfziger Jahren im Spiegel zentraler Zeitschriften, S. 239.

DGE-Kongressen immer wieder für ihre Thesen warben. Letztlich wollte die DGE durch diesen Schritt ihren Ruf als Verein mit ausdrücklich naturwissenschaftlich-experimenteller Expertise verteidigen und den aus ihrer Sicht unwissenschaftlichen alternativen Ernährungslehren keine weitere Plattform bieten. Die Entwicklung der DGE zur reinen Fachgesellschaft widersprach dabei auffallend dem allgemeinen Trend in der Schulmedizin in der zweiten Hälfte des 20. Jahrhunderts, wonach die Ärzteschaft in einen engeren Dialog mit medizinischen Laien eintrat. Doch vor allem Ernährungsmediziner aus der Generation Langs, die noch häufig durch die rigiden Zwangsmaßnahmen des Nationalsozialismus geprägt waren, trauten den meisten Laien eine nach wissenschaftlichen Kriterien empfohlene Lebensmittelauswahl einfach nicht zu. Nur der naturwissenschaftlich ausgebildete Ernährungsexperte könne entsprechende Empfehlungen aussprechen, lautete ihre Grundthese. Darüber hinaus befürchteten Ärzte, aufgeklärte Laien könnten zu einer Herabwürdigung ihres Berufsstandes führen, weil ihr Wissen dann weniger nachgefragt würde.[459] Diese oben beschriebene »Verwissenschaftlichung« der DGE wurde insgesamt maßgeblich von Lang unterstützt, indem er ab 1958 eine Abteilung mit dem einfachen Namen »Wissenschaft« leitete, die sich für die Verbreitung einer wissenschaftlich fundierten Ernährungsberatung in der Bevölkerung einsetzte.[460] Die Frage des Umgangs der westdeutschen Ärzteschaft mit medizinischen Laien spiegelt rückblickend sehr eindrücklich den Übergang von der autoritären Vorkriegs- und Kriegsmedizin hin zur demokratischen Nachkriegsmedizin wider. Mediziner aus der Generation Langs hatten dabei viel größere Vorbehalte gegen einen offenen Austausch von Ärzten mit Laien, während Vertreter einer jüngeren Generation den Patienten verstärkt als gleichberechtigten Partner ansahen.[461]

Insgesamt waren nach 1945 Vortrags- und Radioauftritte ein bei jüngeren Forschern zunehmend beliebtes Mittel, um akademisch gebildete Laien und Verbraucher zu erreichen.[462] Jene Generation von Forschern, deren Karrieren Ende des 19. Jahrhunderts oder im frühen 20. Jahrhunderts begonnen hatten, beäugten den Wissenschaftsjournalismus hingegen äußerst kritisch, weil sie fürchteten, die Deutungshoheit über ihre Forschungsarbeiten im Diskurs mit der Bevölkerung zu verlieren. Spätestens seit den 1950er Jahren wurde die Relevanz eines Themas für die breite Öffentlichkeit aber nicht mehr von der Wissenschaft allein, sondern nur noch im Verbund mit Medien und Presse entschieden. Medien gewannen als Vermittlungsinstanz zwischen Wissenschaft

---

459 Nikolow und Schirrmacher: Das Verhältnis von Wissenschaft und Öffentlichkeit als Beziehungsgeschichte, S. 16.

460 BArch B 116/8288. DGE an Bundesernährungsministerium, 18.04.1958.

461 Ralf Forsbach: Die 68er und die Medizin: Gesundheitspolitik und Patientenverhalten in der Bundesrepublik Deutschland (1960–2010). Göttingen 2011, S. 103.

462 Prüll: Innovationen der Medizin im »Stern« 1948–1955, S. 307f.

und Politik sowie zwischen Wissenschaft und Öffentlichkeit an Bedeutung.[463] Wissenschaften aller Fachrichtungen waren auf die Aufmerksamkeit der publizierenden Organe angewiesen. Ohne Presse keine Öffentlichkeit, Reputation und letztlich Legitimation für eine finanzielle Unterstützung der Forschung. Entsprechend ergriffen immer mehr Wissenschaftler selbst die Initiative und adressierten ihre Anliegen an die Öffentlichkeit, um einerseits Politik für die eigene Disziplin, die eigenen Ansätze und Ergebnisse zu betreiben und andererseits alternative Deutungsangebote abzuwehren.[464] Zugleich wuchs das Informationsbedürfnis einer kritischen Öffentlichkeit. Forschung stand unter medialer Dauerbeobachtung und musste deutlich machen, inwiefern sie »nützlich« für die Allgemeinheit sei. Wissenschaftler und Mediziner blieben dem breit gestreuten wachsenden Interesse ihrer Arbeit in Gestalt des Wissenschaftsjournalismus gegenüber eher misstrauisch und befürchteten unerwünschte Einflussnahmen. Andererseits nutzten sie das Bildungs- und Informationsbedürfnis weiter Teile der Bevölkerung immer häufiger in eigener Sache und publizierten selbst in der Hoffnung, Aufklärung und Information werde zwangsläufig öffentliche Akzeptanz nach sich ziehen.[465] Mit dieser Intention nutzte auch Konrad Lang frühzeitig Medien, allen voran Zeitungen und Radiostationen, um seine Forschungsansätze in die Öffentlichkeit zu transportieren. Schon 1955 hielt Lang im Süddeutschen Rundfunk, Sendestelle Heidelberg-Mannheim, einen Vortrag über »Ernährung und Verdauung«. Lang, der in seinen Publikationen sonst eine sehr wissenschaftlich-distanzierte Sprache wählte, nutzte bei dieser Gelegenheit eine völlig andere, sehr viel blumigere Sprache und verzichtete komplett auf Fachbegriffe: »Bei dem Ausdruck Verdauung denken wohl die meisten zunächst an einen verschwiegenen Ort, der früher, in der guten alten Zeit, durch eine mit einem Herz versehene Tür leicht kenntlich war. In der Ernährungswissenschaft versteht man allerdings unter Verdauung etwas ganz anderes und so wollen wir die im menschlichen Leben gewiß ganz wichtige Herzelestüre für die nächsten 30 Minuten beiseite liegen lassen.« Lang sprach durchweg von Themen, welche die Menschen unmittelbar betrafen, wobei alle seine Ausführungen streng wissenschaftlich fundiert waren. So nannte er im gleichen Vortrag einen überzogenen Fettkonsum »einen überflüssigen Luxus« und warnte vor der Einnahme von Schlankheitspillen, deren Konsum »ohne Zweifel der allerschlechteste und nicht ungefährliche Weg« zur

463 Ariane Leendertz: Medialisierung der Wissenschaft: Die öffentliche Kommunikation der Max-Planck-Gesellschaft und der Fall Starnberg (1969–1981). In: Geschichte und Gesellschaft 40 (2014), Nr. 4, S. 555–590, hier S. 555f.

464 Nikolow: Wissenschaft, Öffentlichkeit und die Rolle der Medien: Problematik, Konzepte und Forschungsfragen, S. 43.

465 Nikolow und Schirrmacher: Das Verhältnis von Wissenschaft und Öffentlichkeit als Beziehungsgeschichte, S. 15.

Gewichtsreduktion sei.[466] Aber auch die Lebensmittelindustrie wusste die Presse zu nutzen, um über sie für ihre Produkte zu werben. Wenn möglich nutzten sie dafür mit wissenschaftlichen Argumenten autorisierte Werbung. Aus Sicht der Industrie stärkte dieses Vorgehen das Vertrauen beim Verbraucher und sollte die Seriosität der industriellen Forschung untermauern.[467] Konrad Lang etwa unterstützte 1952 das Unternehmen »Margarine-Verkaufsunion« in seinem Bestreben, die Margarine mit Vitaminen anzureichern und betonte in diesem Zusammenhang selbst die Bedeutung einer »prägnanten und werbeträchtigen Bezeichnung« für die Vitamine und beriet ganz dezidiert bei der Formulierung der Werbetexte.[468] Lang erhielt für diese Aufgaben kein Honorar. Seine Hauptintention dahinter war wohl vielmehr, dass er der von ihm favorisierten Vitaminisierung, die unter seinen Ernährungskollegen ganz und gar nicht unumstritten war, zur Popularität in der Öffentlichkeit verhelfen wollte. Damit ist diese Episode ein sehr eindringliches Beispiel dafür, in welch engem Geflecht Medien, Industrie und Wissenschaft in der Bundesrepublik standen. Wenn sie seinen Zielen nützlich waren, griff Lang also durchaus auf die Medien als Vermittlerrolle zur Öffentlichkeit zurück. Umso stärker attackierte er die Tagespresse mit scharfen Worten, wenn er zu der Überzeugung gelangte, sie schmälere die Reputation seines Faches oder berichte nicht mit der notwendigen Expertise über ernährungsmedizinische Forschung insgesamt. An verschiedenen Stellen betonte er, die Arbeiten seines Fachgebiets seien mittlerweile »sehr kompliziert«[469] und das Gebiet der Ernährungsphysiologie »außerordentlich groß« geworden.[470] Zwangsläufig würden deshalb einzelne wissenschaftliche Positionen in der »Sensationspresse« »entstellt«[471], ernährungsbezogene Themen meist sogar »maßlos übertrieben« dargestellt.[472] Damit sprach Lang ein Kernproblem der Wissenschaften in der entstehenden Mediengesellschaft insgesamt an. Die Historikerin Ulrike Thoms hat bereits darauf hingewiesen, dass durch die Bedingungen öffentlicher Kommunikation komplexe Informationen »im Zweifel vereinfacht, verkürzt, verstümmelt und verdreht an die Öffentlichkeit« gelangten. Diese Verkürzung sei für die Vermittlung notwendig, doch sie gefährde letztlich die sachlich richtige Auffassung der wissenschaftlichen Erkenntnisse. Deshalb, so führte Thoms aus, sehe sich der Wissenschaftler zur

466 UA Mainz Best. 35/7. Manuskript »Ernährung und Verdauung« für Süddeutschen Rundfunk, 12.01.1955.

467 Thoms: Vitaminfragen – kein Vitaminrummel? Die deutsche Vitaminforschung in der ersten Hälfte des 20. Jahrhunderts und ihr Verhalten zur Öffentlichkeit, S. 86.

468 UA Mainz Best. 35/16. Lang an Margarine-Verkaufsunion, 19.12.1952.

469 UA Mainz Best. 35/2. Lang an Universität Kiel, 11.10.1954.

470 UA Mainz Best. 35/2. Lang an Heinrich Kraut, 30.06.1954.

471 UA Mainz Best. 35/5. Schreiben Lang, 14.07.1953.

472 UA Mainz Best. 35/5. Lang an BMfE, 12.05.1953.

Wahrung seiner fachlich-wissenschaftlichen Autorität dazu genötigt, mahnend einzugreifen und korrigierend mit weiterer Forschung zu reagieren. Mit erneuter Forschung beginne der Rundlauf dann von vorne.[473] Ein solches Eingreifen in redaktionelle Entscheidungen hielt Lang offenbar insbesondere dann für notwendig, wenn die Artikel aus seiner Sicht nicht den notwendigen wissenschaftlichen Standards genügten. So rügte er eine medizinische Fachzeitschrift, sie räume »unseriösen« Forschern Platz für Publikationen ein, in denen »völlig unzutreffende Dinge behauptet werden« und »die erkennen lassen, dass sich der Autor noch nicht einmal die Mühe gibt, die einschlägige Fachliteratur zu lesen.« Er halte es für »beschämend«, wenn der »marktschreierischen Propaganda« solcher »Phantasten, die von der Forschung überhaupt nicht ernst genommen werden«, in »so breiter Form« Platz eingeräumt werde. Lang schrieb weiter, es »wäre wünschenswert, wenn die Presse bei der Wiedergabe dieser Dinge etwas kritischer eingestellt wäre, bzw. sich von wirklichen Fachleuten beraten ließe.« Andernfalls würden Forscher, welche die tatsächliche Arbeit auf all diesen Gebieten leisteten, überhaupt nicht erwähnt und belanglose Außenseiter in den Vordergrund gerückt.[474] In Langs Worten spiegelt sich die Sorge vor einem Bedeutungsverlust seines Faches und seiner eigenen Forschung wider und aus seiner Kritik an der Darstellung ernährungswissenschaftlicher Themen in der Fachpresse erwuchs der Wunsch nach einer rein ernährungsphysiologisch-medizinischen Fachzeitschrift. Führende Ernährungsexperten, unter ihnen auch Lang, beurteilten die Gründung einer solchen Zeitschrift als elementar für die weitere Institutionalisierung der Ernährungswissenschaft in der Bundesrepublik. Dabei wurde Zeitschriften schon seit dem 19. Jahrhundert eine zentrale Funktion für die Entwicklung neuer wissenschaftlicher Paradigmen eingeräumt. Die Gründung einer eigenen Fachzeitschrift gilt entsprechend nicht erst seit heute allgemein als erste Stufe im Professionalisierungsprozess einer neuen Disziplin. Sie war und ist Ausdruck einer an einem Wissenschaftsgebiet interessierten Öffentlichkeit und hat darüber hinaus auch eine intraprofessionelle Funktion, indem sie neue Forschungen auf diesem Fachgebiet bündelt und allen ihren Vertretern zugänglich macht.[475] Entsprechend der zunehmenden Spezialisierung der einzelnen Wissenschaften entwickelte sich daher Ende des 19. Jahrhunderts eine Vielzahl von immer stärker spezialisierten Fachjourna-

473 Thoms: Vitaminfragen – kein Vitaminrummel? Die deutsche Vitaminforschung in der ersten Hälfte des 20. Jahrhunderts und ihr Verhalten zur Öffentlichkeit, S. 90.

474 UA Mainz Best. 35/8. Schreiben Lang an den Werk-Verlag, 20. 11. 1956. Lang bezieht sich in seinem Schreiben auf die Zeitschrift »Ärztliche Praxis«.

475 Thoms: Was lesen Ärzte wirklich? Medizinische Zeitschriften und Pharma-Marketing von 1900 bis zum Ende der 1970er Jahre, S. 288.

len.[476] Der Ernährung waren angesichts der hohen Relevanz im Nationalsozialismus zwar bereits verschiedene Periodika gewidmet, in denen die Ernährungspolitik des Dritten Reiches unhinterfragt unterstützt wurde.[477] Nach Kriegsende verloren diese Zeitschriften aber auf Anordnung der Alliierten größtenteils ihre Lizenzen. Ernährungsexperten wie Lang mussten ihre Arbeiten seitdem meist in verschiedenen Fachzeitschriften der Medizin und Lebensmittelchemie publizieren. So veröffentlichte Lang über viele Jahre in der »Klinischen Wochenschrift«, deren Mitherausgeber er war[478], und der »Zeitschrift für Lebensmitteluntersuchung und -forschung«. Weitere Publikationen fanden in Vereinsblättern der Backindustrie oder in der Zeitschrift »Fette, Seifen, Anstrichmittel«, dem Publikationsorgan der »Deutschen Gesellschaft für Fettforschung«, ihren Platz. Schon früh kritisierte Lang diese unübersichtliche Publikationsform der Forschungsergebnisse auf dem Ernährungsgebiet, denn so sei ein Gesamtbild über den Fortschritt des Faches »nur sehr schwer, wenn überhaupt möglich«.[479] Der Interessierte müsse sich die Arbeiten stattdessen »mühselig zusammensuchen, da diese in der gesamten medizinischen Literatur weit zerstreut sind«, und viele Arbeiten würden darüber hinaus in Fachzeitschriften publiziert, »in die sie eigentlich nicht hineingehören und bleiben oft dadurch dem eigentlichen Leserkreis unzugänglich.«[480] Lang kam aufgrund dieser Überlegungen zu der Erkenntnis, angesichts der »wachsenden Bedeutung der Ernährungswissenschaft« sei das »Bedürfnis nach einem wissenschaftlichen Publikationsforum« für die Ernährungswissenschaften stetig gewachsen. Es gelte, die Erkenntnisse und Erfahrungen aller unmittelbar und mittelbar beteiligten Teildisziplinen zu sammeln.[481] Einer nur deutschsprachigen Zeitschrift stand Lang aber lange skeptisch gegenüber. Die Bundesrepublik sei »eine viel zu schmale Basis, um eine Zeitschrift von einem hohen wissenschaftlichen Niveau tragen zu können«. Letztlich werde »nur eine europäische Zeitschrift existenzfähig« sein.[482] Voraussetzung für eine solche internationale Zeitschrift sei wiederum eine einheitliche Nomenklatur, denn sie sei »überhaupt die Basis der

476 Thoms: Vitaminfragen – kein Vitaminrummel? Die deutsche Vitaminforschung in der ersten Hälfte des 20. Jahrhunderts und ihr Verhalten zur Öffentlichkeit, S. 76.

477 Kopke: Themen der deutschen Ernährungswissenschaft in den vierziger und fünfziger Jahren im Spiegel zentraler Zeitschriften, S. 233f.

478 Robert Ammon: Konrad Lang zum 65. Geburtstag. In: Zeitschrift für Lebensmitteluntersuchung und -forschung 123 (1963), Nr. 3, S. 217f.

479 Lang: Vorwort der Erstausgabe, S. 1.

480 UA Mainz Best. 35/7. Lang an Redaktion des »Deutschen Medizinischen Journals«, 11.01.1955.

481 »Zweck und Ziel« der »Beiträge zur Ernährungswissenschaft«, In: Lang und Kuprianoff: Strahlenkonservierung und Kontamination von Lebensmitteln, S. V.

482 UA Mainz Best. 35/6. Lang an Biochemisches Institut der Universität Helsinki, 17.11.1955.

Verständigung zwischen den Vertretern verschiedener Disziplinen«.[483] Offenbar suchte Lang Mitte der 1950er Jahre auf internationalen Kongressen nach Unterstützern einer solchen europäischen Zeitschrift. Seine Initiative für diese »wichtige Frage« wurde dabei von Kollegen zwar als »außerordentlich gut« gelobt, über bloße Absichtserklärungen kam dieser Vorschlag aber nie hinaus.[484] Schließlich gründete Lang 1960 im Springer-Verlag die deutschsprachige »Zeitschrift für Ernährungswissenschaft«, die in den Folgejahren zur wichtigsten Fachzeitschrift der deutschsprachigen Ernährungsforschung avancierte.[485] Lang war bis 1982 Herausgeber der Zeitschrift, die von Beginn an auch englisch- und französischsprachige Beiträge abdruckte. Das Vorwort zur Erstausgabe war entsprechend in allen drei Sprachen verfasst. Schon früher hatte Lang, der selbst nach eigener Aussage nur über begrenzte Englischkenntnisse verfügte,[486] dafür geworben, auch in deutschen Fachzeitschriften Referate auf Englisch abzudrucken. Nur so könnten die Arbeiten deutscher Autoren im Ausland bekannter gemacht und das Interesse des Auslands für deutsche Zeitschriften gesteigert werden.[487] Diese Aussagen zeigen rückblickend nachdrücklich, dass auch in der Bundesrepublik Englisch die deutsche Sprache als Wissenschaftssprache abgelöst hatte.

Fazit

Als Reaktion auf die deutlich zunehmende Anzahl kardiovaskulärer Erkrankungen traten Ernährungsmediziner wie Konrad Lang zunehmend mit dem Anspruch auf, durch ihre naturwissenschaftlich-experimentelle Forschung eine gesundheitsförderliche Ernährungsweise in der Bevölkerung zu verbreiten. Der neue Forschungsschwerpunkt im Mainzer Institut spiegelt dabei die Entwicklung der Medizin in Westdeutschland in den 1950er und 1960er Jahren insgesamt wider, die immer stärker ihre Forschungen zu Entstehungsprozessen und Therapiemöglichkeiten großer »Volkskrankheiten« wie etwa Diabetes mellitus in den Mittelpunkt ihres Interesses rückte. Lang als Ernährungsmediziner hat diese Entwicklung eng begleitet und durch seine zahlreichen Forschungspro-

483 Lang: Einführung zum Symposium, S. i.

484 UA Mainz Best. 35/6. Biochemisches Institut der Universität Helsinki an Lang, 29.11.1955.

485 Die Zeitschrift wird bis heute im Springer-Verlag publiziert. 1998 änderte sie ihren Titel zu »European Journal of Nutrition« und veröffentlicht seitdem alle Artikel in englischer Sprache.

486 UA Mainz Best. 35/10. Lang an Universität Bristol, 04.11.1953. Die Universität hatte Lang zu Gastvorlesungen eingeladen. Er meldete Interesse, gab aber seine mangelnden Englischkenntnisse zu bedenken.

487 UA Mainz Best. 35/13. Lang an Physiologisches Institut der Universität Münster, 10.03. 1953.

jekte mitgeprägt. Sein Forschungsinteresse am Diabetes mellitus zeigt zudem, dass er, wiederum in Kongruenz zur westdeutschen Medizin insgesamt, verstärktes Interesse an Forschungen zur Prävention von Erkrankungen zeigte. In diesem Kontext pochte Lang auch auf eine größere Rolle der Ernährungswissenschaften in der Schulmedizin. Dabei griff Lang geschickt ein verstärktes Interesse der Bevölkerung nach einer gesunden Lebens- und Ernährungsweise auf, um seine Forschungen neu zu legitimieren und um letztlich die notwendigen Fördergelder zu generieren. Als strenger Verfechter einer strikt naturwissenschaftlich geprägten Ernährungslehre sah er die Medizin in der Verantwortung, Patienten wie Laien über eine gesunde und Ernährungsweise zu beraten. Alternativen Ernährungslehren erteilte er dabei eine rigorose Absage. Diese Position teilte Lang mit anderen namhaften Ernährungsexperten seiner Generation, die sich durch die Gründung der Deutschen Gesellschaft für Ernährung (DGE) auf Vereinsebene organisierten. Als Mitglied des Vorstandes und Vorsitzender verschiedener Vereinskommissionen hat Lang die Entwicklung der DGE in den ersten Jahren maßgeblich geprägt und Mainz als Wissenschaftsstandort mitetabliert. Lang nutzte den Verein als Plattform und Sprachrohr für seine naturwissenschaftlich basierte Ernährungslehre und machte von Möglichkeiten der Öffentlichkeitsarbeit regen Gebrauch. In dieser Hinsicht darf Lang durchaus als Pionier gelten, denn die Publikation wissenschaftlicher Aufsätze in der Tagespresse wurde zu jener Zeit von einem Großteil der Wissenschaftler noch abgelehnt. Angesichts der zunehmenden, durchaus auch negativen, Berichterstattung über ernährungsbezogene Themen im Rahmen der Entstehung der Massenmedien kritisierte Lang die Presse mitunter deutlich, sah er sein Fach doch ungerechtfertigten Generalangriffen ausgesetzt und dadurch die Integrität seiner Forschung bedroht. Auf der anderen Seite nutzte Lang Presse und Hörfunk geschickt, um eigene Positionen in die Öffentlichkeit zu tragen und inner- wie außerhalb seines Faches regulierend in Debatten einzugreifen. An Langs Umgang mit der Öffentlichkeit zeigt sich deshalb einmal mehr, dass er eine Person des Übergangs von der autoritären Vorkriegsmedizin hin zur Nachkriegsmedizin im demokratischen Deutschland war. Seine herausragende Bedeutung für die Professionalisierung der Ernährungswissenschaften wird auch daran ersichtlich, dass er die erste eigene Fachzeitschrift in Westdeutschland gründete, die sich in den nächsten Jahrzehnten als eine der wichtigsten Kommunikationsplattformen der deutschen Ernährungswissenschaft etablierte und bis heute publiziert wird.

5. Abschlussbetrachtung

Die akademische Karriere Konrad Langs an der Universität Mainz ermöglicht in herausragender Weise Einblicke in verschiedenste Entwicklungen und Prozesse, denen der westdeutsche Wissenschaftsbetrieb im Allgemein und die Medizin im Besonderen im Untersuchungszeitraum unterworfen gewesen ist. Dass diese Karriere nach 1945 so überhaupt stattfinden konnte, verdankten Lang und andere Ernährungsmediziner, wie diese Arbeit zeigen konnte, einer Vielzahl verschiedener Faktoren. So hätte Langs Karriere an der Berliner Militärärztlichen Akademie und seine nachweisliche Beteiligung an Humanexperimenten in Konzentrationslagern durchaus das Potenzial haben können, ja eigentlich haben müssen, um eine akademische Karriere an einer Universität im demokratischen Deutschland zu verhindern. Stattdessen markierte das Jahr 1945 für Lang und die übergroße Mehrheit deutscher Mediziner und Wissenschaftler zwar einen Neustart, aber doch keinesfalls einen nachhaltigen Bruch in ihren Biographien. Stattdessen profitierte Lang bei seiner Berufung nach Mainz vor allem von allgemeinen Problemen der alliierten Besatzungspolitik und seinem nach wie vor ausgezeichneten Leumund im Wissenschaftsbetrieb. Letzterer wurde dabei gesichert durch ein Netzwerk von Fachkollegen, die rückblickend durch eigene Kollaboration mit den nationalsozialistischen Machthabern als wenig geeignet für eine objektive Einschätzung der politischen Überzeugungen Langs gelten dürfen. Obwohl sich Lang nach Kriegsende nie explizit zu den Vorgängen in der Berliner Akademie äußerte, lassen seine späteren privaten Korrespondenzen, die hier vorgestellt wurden, doch darauf schließen, dass er den Nationalsozialismus vor allem aus opportunistischen Motiven und zur pragmatischen Förderung der eigenen Karriere und weniger aus rassepolitischen Überzeugungen unterstützte. Für eine kritische Auseinandersetzung Langs mit seiner zumindest moralisch fragwürdigen Berliner Forschungsarbeit finden sich hingegen keinerlei Hinweise. Entsprechend ist es zumindest zweifelhaft, dass Langs »moralischer Kompass« nach 1945 gänzlich neu justiert werden musste. Vielmehr dürfte er den Beginn seiner beruflichen Tätigkeit in Mainz wirklich als »Neustart« empfunden haben, der die Gelegenheit gab, Altes endgültig hinter sich zu lassen.

Die ernährungsmedizinische Forschung stand nach Kriegsende, auch das zeigte diese Arbeit, in bemerkenswerter Kontinuität zu jener im Nationalsozialismus. Die schlechte Versorgungslage der westdeutschen Bevölkerung nach Kriegsende bot Ernährungsmedizinern die Möglichkeit, unmittelbar an ihre im Dritten Reich begonnene Forschung zur quantitativen wie qualitativen Verbesserung der Nahrungsmittel anzuknüpfen. Während die Alliierten diese Forschungen aus eigennützigen Gründen unterstützten, boten sie der westdeutschen Ärzteschaft, die so stark in den nationalsozialistischen Machtapparat verstrickt gewesen ist wie kaum eine andere Profession, eine willkommene Möglichkeit, ihr Fach, ihre Forschung und letztlich ihre Personen im demokratischen Deutschland neu zu legitimieren. Langs Berufung in alliierte und später westdeutsche Verwaltungsbehörden festigte seinen Ruf als renommierter Ernährungsmediziner und bildete den Startschuss für seine jahrelange enge Kooperation mit staatlichen Entscheidungsträgern in der Bundesrepublik. Als »Wissenschaftsmanager« sicherte sich Lang durch sein Engagement in Kommissionen und Verbänden verschiedener Ministerien politische Aufmerksamkeit und generierte neue Forschungsaufträge. Dabei verstand er es geschickt, seine Forschung stets neu zu begründen. Durch seine Argumentationsmuster, er präsentierte sich stets als Grundlagenforscher, dessen Arbeiten aber unmittelbare praktische Auswirkungen auf verschiedene gesellschaftliche Gruppen und Akteure habe, rückte er seine experimentelle Forschung immer wieder in den Blickpunkt des politischen Interesses. So beteiligte er sich an verschiedenen gesundheits- und ernährungspolitischen Diskursen in der frühen Bundesrepublik. Langs Engagement, so legte diese Arbeit dar, war damit eine Frühform der »Verwissenschaftlichung« der Politik, wie sie vor allem in den »langen sechziger Jahren« immer auffälliger wurde und insofern haben Lang und seine ernährungsmedizinische Forschung die Wissenschaftskultur der Bundesrepublik mitgeprägt. Durch seine zahlreichen Kontakte in die Lebensmittelindustrie sicherte sich Lang weitere Drittmittel für seine Forschungsarbeiten. Diese industriellen Kontakte und die damit verbundenen finanziellen Vorteile waren einerseits in den 1950ern an einer Medizinischen Fakultät noch sehr ungewöhnlich. Auf der anderen Seite entsprach Langs zunehmender Fokus auf wirtschaftliche und politische Interessen einer Entwicklung der westdeutschen Medizin insgesamt, nach welcher die Ärzteschaft ihre gesellschaftliche Stellung nach Kriegsende weiter festigen konnte.

Lang als Universitätsmediziner musste seine Industriekontakte nichtsdestoweniger gegen zahlreiche Kritiker verteidigen, die seine Unabhängigkeit und Objektivität, die wichtigsten Währungen jeder wissenschaftlichen Forschung, öffentlich in Zweifel zogen. Lang hingegen sah sich als Vertreter einer streng naturwissenschaftlich-experimentellen Medizin geradezu prädestiniert, um Industrie wie Politik in ernährungswissenschaftlichen Fragen zu beraten. Seine unangefochtene Stellung in der Deutschen Forschungsgemeinschaft (DFG) und seine Arbeit in ihren Kommissionen unterstreichen Langs herausragende Stellung, die er in der bundesdeutschen Ernährungswissenschaft innehatte. Dabei profitierte er von einem engen Netzwerk aus Wissenschaftlern, die einander häufig schon aus gemeinsamen Forschungsprojekten im Dritten Reich bekannt waren und die über die DFG teils über mehrere Jahrzehnte in engem Kontakt standen. Auch dadurch legitimierte Lang seine Forschung in Politik und Industrie und generierte neue Forschungsgelder, während die DFG zur gleichen Zeit die wissenschaftliche Güte seiner Arbeiten bezeugen sollte.

Ebenfalls ausführlich thematisiert wurde Langs Bedeutung für die Professionalisierung und Disziplingenese der westdeutschen Ernährungswissenschaft. Sein Engagement in der Deutschen Gesellschaft für Ernährung (DGE) festigte seinen Ruf als herausragender Ernährungsmediziner und machte die Universität Mainz in der Folge zu einem wichtigen Wissenschaftsstandort. Die Gründerjahre des Verbandes fielen zeitlich zusammen mit der »Rückstandsdebatte« im westdeutschen Wissenschaftsbetrieb. Die Einflüsse der amerikanischen Ernährungsforschung auf westdeutsche Ernährungsmediziner lassen sich rückblickend daran erkennen, dass diese sich in ihren Forschungen und Wortbeiträgen immer stärker an amerikanischen Berechnungen zu Kostsätzen und Vorgaben zur Herstellung einer ausgewogenen und gesunden Ernährung orientierten. Überdies hinaus förderte Lang die zunehmende Vernetzung der westdeutschen Ernährungsmedizin in internationalen Kooperationen der Wissenschaft durch Fachkongresse und Konferenzen, freilich ohne sein Denken in nationalen Kategorien aufzugeben. Ohnehin darf Lang durchaus als Vertreter einer Generation von Medizinern verstanden werden, welche noch maßgeblich durch die autoritäre Kriegsmedizin geprägt und beeinflusst gewesen ist. Der Tendenz zur »Demokratisierung« der Medizin in den 1960er Jahren und die damit verbundene zunehmende Partizipation der Patienten in Fragen der Therapie stand er äußerst kritisch gegenüber, weil er wissenschaftlichen Laien schlichtweg die Fähigkeit absprach, sich nur nach wissenschaftlichen Gesichtspunkten kompetent und abschließend zu äußern. Auch lehnte er als typischer Vertreter einer naturwissenschaftlich begründeten Medizin die zunehmende Popularität alternativmedizinischer Theorien und Modelle als unwissenschaftlich ab. Im Zuge der zunehmenden Spezialisierung der westdeutschen Medizin und der Entstehung immer neuer Fachbereiche setzte sich Lang sehr offensiv für eine stärkere Integration ernährungswissenschaftlicher Forschung in die Schulmedizin ein und tatsächlich gewannen die Ernährungswissenschaften vor dem Hintergrund der Zunahme von Herz-Kreislauf-Erkrankungen durch Fehlernährung eine immer stärkere Rolle in der westdeutschen Medizin der 1960er Jahre. Diese Entwicklung konnte Lang wiederum geschickt zur Legitimation neuer Forschungen und zur Generierung neuer Forschungsmittel nutzen, etwa indem er seine experimentellen Forschungen zum Diabetes mellitus als wichtigen Beitrag zur Prävention dieser Erkrankung bewarb. Vor dem Hintergrund des wachsenden Interesses der Medizin an der Entstehung und Therapie von Krankheiten auf der Basis naturwissenschaftlich-experimenteller Forschung in den 1960ern dürfen die ernährungswissenschaftlichen Arbeiten Langs daher durchaus als paradigmatisch für die Entwicklung der westdeutschen Medizin insgesamt gesehen werden.

Langs Beziehung zur Tagespresse, deren Bedeutung während seiner Wirkungszeit im Mainzer Institut durch die Geburtsstunde der Massenmedien einen enormen Aufschwung erfuhr, ist als ambivalent einzuordnen. Auf der einen Seite spiegelt seine scharfe Kritik an aus seiner Sicht tendenziösen und ungenau recherchierten ernährungswissenschaftlichen Beiträgen eine typische Einstellung deutscher Wissenschaftler bis Ende des 20. Jahrhunderts wider. Aus dieser Sicht waren von wissenschaftlichen Laien verfasste Beiträge durchweg der Kritik ausgesetzt, die Komplexität der behandelten Themen bewusst zu missachten und dadurch zu sehr zu vereinfachen. Auf der anderen Seite hat Lang früh verstanden, welche Deutungsmacht den etablierten Medien in der Öffentlichkeit zukam, und diesen Umstand versuchte er zu nutzen, indem er selbst in populärwissenschaftlichen Magazinen und in Hörfunksendungen publizierte. Lang übernahm damit auch in diesem Aspekt eine Vorreiterrolle. Darüber hinaus leistete er durch die Gründung der ersten ernährungsphysiologischen Fachzeitschrift der Bundesrepublik einen herausragenden Beitrag zur Etablierung der Ernährungswissenschaft im universitären Fächerkanon.

Alle diese Entwicklungen vermochte Lang durch seine Forschungsaktivitäten im Mainzer Universitätsinstitut zu beeinflussen. Sein akademisches Wirken ermöglicht daher Einblicke in verschiedene politisch-gesellschaftliche Prozesse der frühen Bundesrepublik und eröffnet die Möglichkeit, die Entwicklung von Medizin und Wissenschaft in der jungen Bundesrepublik nachzuvollziehen.

6. Literaturverzeichnis

Sekundärliteratur

Ash, Mitchell: Scientific Changes in Germany 1933, 1945, 1990: Towards a Comparison. In: Minerva 37 (1999), Nr. 4, S. 329–354.

Ash, Mitchell: Verordnete Umbrüche - Konstruierte Kontinuitäten: Zur Entnazifizierung von Wissenschaftlern und Wissenschaften nach 1945. In: Zeitschrift für Geschichtswissenschaft 43 (1995), Nr. 10, S. 902–923.

Ash, Mitchell: Wissenschaft und Politik als Ressourcen für einander. In: Wissenschaften und Wissenschaftspolitik: Bestandsaufnahmen zu Formationen, Brüchen und Kontinuitäten im Deutschland des 20. Jahrhunderts. Hg. von Rüdiger vom Bruch und Brigitte Kaderas. Stuttgart 2002, S. 32–51.

Barlösius, Eva: Perspektiven der Ernährungswissenschaft aus soziologischer Sicht. In: Die Zukunft der Ernährungswissenschaft. Hg. von Gesa Schönberger und Uwe Spiekermann. Berlin u. a. 2000, S. 115–126.

Barlösius, Eva: Soziologie des Essens: Eine sozial- und kulturwissenschaftliche Einführung in die Ernährungsforschung. Weinheim 2016.

Belton, Peter: Nutritional Science in Global Perspective. In: Die Zukunft der Ernährungswissenschaft. Hg. von Gesa Schönberger und Uwe Spiekermann. Berlin; Heidelberg 2000, S. 15–22.

Bögl, Klaus: Lebensmittelbestrahlung: Eine Technik zur Erhaltung und Verbesserung der Sicherheit von Lebensmitteln. Berlin 1991.

Brinckmann, Andrea: Wissenschaftliche Politikberatung in den 60er Jahren. Die Studiengruppe für Systemforschung 1958 bis 1975. Berlin 2006.

Buchhaupt, Siegfried: Die Gesellschaft für Schwerionenforschung: Geschichte einer Großforschungseinrichtung für Grundlagenforschung. Frankfurt/Main u. a. 1995.

Cheval, René: Die Universität Tübingen in der Besatzungsära. In: Französische Kulturpolitik in Deutschland 1945–1949: Berichte und Dokumente. Hg. von Jérôme Vaillant. Konstanz 1984, S. 61–70.

Corni, Gustavo und Gies, Horst: Brot, Butter, Kanonen: Die Ernährungswirtschaft in Deutschland unter der Diktatur Hitlers. Berlin 1997.

Defrance, Corine: Die Franzosen und die Wiedereröffnung der Mainzer Universität, 1945–1949. In: Kulturpolitik im besetzten Deutschland: 1945–1949. Hg. von Gabriele Clemens. Stuttgart 1994, S. 117–130.

Dick, Wolfgang: Johannes Gutenberg-Universität Mainz – Klinik für Anästhesiologie In: 50 Jahre Deutsche Gesellschaft für Anästhesiologie und Intensivmedizin: Tradition & Innovation. Hg. von Jürgen Schüttler. Berlin u. a. 2003, S. 494–500.

Ellerbrock, Dagmar: Gesundheit und Krankheit im Spannungsfeld zwischen Tradition, Kultur und Politik: Gesundheitspolitik in der amerikanischen Besatzungszone 1945–1949. In: Geschichte der Gesundheitspolitik in Deutschland: von der Weimarer Republik bis in die Frühgeschichte der »doppelten Staatsgründung«. Hg. von Wolfgang Woelk. Berlin 2002, S. 313–345.

Ellerbrock, Dagmar: »Healing democracy« – Demokratie als Heilmittel. Gesundheit, Krankheit und Politik in der amerikanischen Besatzungszone 1945–1949. Bonn 2004.

Ellerbrock, Karl-Peter: Geschichte der deutschen Nahrungs- und Genussmittelindustrie 1750–1914. Stuttgart 1993.

Erker, Paul: Ernährungskrise und Nachkriegsgesellschaft: Bauern und Arbeiterschaft in Bayern 1943–1953. Stuttgart 1990.

Erker, Paul: Hunger und sozialer Konflikt in der Nachkriegszeit. In: Der Kampf um das tägliche Brot: Nahrungsmangel, Versorgungspolitik und Protest 1770–1990. Hg. von Manfred Gailus. Opladen 1994, S. 392–410.

Eulner, Hans-Heinz: Die Entwicklung der medizinischen Spezialfächer an den Universitäten des deutschen Sprachgebietes. Stuttgart 1970.

Fassnacht, Wolfgang: Universitäten am Wendepunkt? Die Hochschulpolitik in der französischen Besatzungszone (1945–1949). Freiburg i. Br. 2000.

Forsbach, Ralf: Die 68er und die Medizin: Gesundheitspolitik und Patientenverhalten in der Bundesrepublik Deutschland (1960–2010). Göttingen 2011.

Freitag, Sabine und Löscher, Monika: Vereine als Vermittler zwischen Wissenschaft und Öffentlichkeit. In: Wissenschaft und Öffentlichkeit als Ressourcen füreinander: Studien zur Wissenschaftsgeschichte im 20. Jahrhundert. Hg. von Sybilla Nikolow. Frankfurt am Main u. a. 2007, S. 339–348.

Gaßmann, Berthold: 50 Jahre Ernährungs-Umschau (Teil 1: Wissenschaftsgeschichtlicher Hintergrund und die Zeit von 1954 bis 1990). In: Ernährungs-Umschau 51 (2004), Nr. 6, S. 216–223.

Gaßmann, Berthold; Lewerenz, Hans-Jochen und Linow, Fritz: Zur Geschichte der institutionalisierten Ernährungsforschung in Deutschland: Deutsches Institut für Ernährungsforschung, Potsdam-Rehbrücke. In: Ernährungs-Umschau 43 (1996), Nr. 6, S. 208–214.

Grüne, Jutta: Anfänge staatlicher Lebensmittelüberwachung in Deutschland: Der »Vater der Lebensmittelchemie« Joseph König (1843–1930). Stuttgart 1994.

Grüne, Jutta: Staatliche Überwachung der Lebensmittelqualität. Entstehung ihrer rechtlichen, wissenschaftlichen und institutionellen Prämissen. In: Die Revolution am Esstisch: Neue Studien zur Nahrungskultur im 19/20. Jahrhundert. Hg. von Hans Jürgen Teuteberg. Stuttgart 2004, S. 249–262.

Haustein, Sabine: Vom Mangel zum Massenkonsum: Deutschland, Frankreich und Großbritannien im Vergleich 1945–1970. Frankfurt am Main u. a. 2007.

Henning, Eckart und Kazemi, Marion: Chronik der Kaiser-Wilhelm-, Max-Planck-Gesellschaft zur Förderung der Wissenschaften: 1911–2011. Berlin 2011.

Hofer, Hans-Georg: Zwischen Reinigung und Reintegration: Die Freiburger Universitätsmedizin nach 1945. Stuttgart 2007.

Huegel, Arnulf: Kriegsernährungswirtschaft Deutschlands während des Ersten und Zweiten Weltkrieges im Vergleich. Konstanz 2003.

Ingold, Nikolaus: Lichtduschen: Geschichte einer Gesundheitstechnik, 1890–1975. Zürich 2015.

Jaenicke, Lothar: Erinnerungsbild: Hermann Joseph Fink. In: Biospektrum 15 (2009), Nr. 5, S. 575 f.

Joost, Hans-Georg und Heseker, Helmut: Aufarbeitung: Geschichte der deutschen ernährungswissenschaftlichen Gesellschaften DGEF und DGE. In: Ernährungs-Umschau 63 (2016), Nr. 11, S. 657–661.

Kirchgässner, Gebhard: Zur Politischen Ökonomie der wissenschaftlichen Politikberatung. In: Sachverständige Politikberatung: Funktionsbedingung oder Gefährdung der Demokratie? Hg. von Karl-Peter Sommermann. 2015, S. 53–74.

Kißener, Michael: Kontinuität oder Wandel? Die erste Professorengeneration der Johannes Gutenberg-Universität Mainz. In: Ut omnes unum sint – Gründungspersönlichkeiten der Johannes Gutenberg-Universität (Teil 1). Hg. von Michael Kißener. Stuttgart 2005, S. 97–124.

Königs, Christoph: Internalisierung der Esskultur zwischen Mangel, Überfluss, Diversität und Innovationen am Beispiel der Bundesrepublik Deutschland. Aachen 2014.

Kopke, Christoph: Themen der deutschen Ernährungswissenschaft in den vierziger und fünfziger Jahren im Spiegel zentraler Zeitschriften. In: Kontinuitäten und Diskontinuitäten in der Wissenschaftsgeschichte des 20. Jahrhunderts. Hg. von Uta Gerhardt und Rüdiger vom Bruch. Stuttgart 2006, S. 233–246.

Kopp, Nadine: Vertrauensbildende Maßnahmen: Die Medizinische Fakultät Freiburg und ihr Verhältnis zur Öffentlichkeit in den 1950er Jahren am Beispiel der Poliomyelitis-Impfung. In: Universität, Wissenschaft und Öffentlichkeit in Westdeutschland (1945 bis ca. 1970). Hg. von Sebastian Brandt, Christa-Irene Klein, Nadine Kopp, Sylvia Paletschek, Livia Prüll und Olaf Schütze. Stuttgart 2014, S. 323–342.

Kröner, Hans-Peter: Der Einfluß der deutschen Atomkommission ab 1955 auf die Biowissenschaften. In: Wissenschaften und Wissenschaftspolitik: Bestandsaufnahmen zu Formationen, Brüchen und Kontinuitäten im Deutschland des 20. Jahrhunderts. Hg. von Rüdiger vom Bruch. Stuttgart 2002, S. 464–470.

Kupper, Siegfried: Wirtschaftspolitik und Wirtschaftsentwicklung. In: Deutsche Zeitgeschichte von 1945 bis 2000: Gesellschaft, Staat, Politik. Hg. von Clemens Burrichter. Berlin 2006, S. 683–729.

Lawin, Peter und Opderbecke, Hans Wolfgang Die Intensivmedizin in Deutschland: Geschichte und Entwicklung. Berlin u. a. 2002.

Leendertz, Ariane: Medialisierung der Wissenschaft: Die öffentliche Kommunikation der Max-Planck-Gesellschaft und der Fall Starnberg (1969–1981). In: Geschichte und Gesellschaft 40 (2014), Nr. 4, S. 555–590.

Lindner, Ulrike: Gesundheitspolitik in der Nachkriegszeit: Großbritannien und die Bundesrepublik Deutschland im Vergleich. München 2004.

Lundgreen, Peter: Staatliche Forschung in Deutschland 1870–1980. Frankfurt/Main u. a. 1986.

Malycha, Andreas: Hochschulpolitik in den vier Besatzungszonen Deutschlands. In: Wissenschaft macht Politik: Hochschule in den politischen Systembrüchen 1933 und 1945. Hg. von Sabine Schleiermacher und Udo Schagen. Stuttgart 2009, S. 29–48.

Mathy, Helmut: Die erste Landesuniversität von Rheinland-Pfalz. Studien und Essays zu ihrer Entstehungsphase, herausgegeben aus Anlass des 50jährigen Bestehens von Rheinland-Pfalz. Mainz 1997.

Mathy, Helmut: Die Universität Mainz 1477–1977, hrsg. von Präsident und Senat der Johannes Gutenberg-Universität. Mainz 1977.

Melzer, Jörg: Vollwerternährung: Diätetik, Naturheilkunde, Nationalsozialismus, sozialer Anspruch. Stuttgart 2003.

Mildenberger, Florian: Chiropraktik in der Bundesrepublik Deutschland von 1949 bis 1975. In: Osteopathische Medizin 16 (2015), Nr. 3, S. 31–34.

Möhler, Rainer: Entnazifizierung in Rheinland-Pfalz und im Saarland unter französischer Besatzung von 1945 bis 1952. Mainz 1992.

Nehring, Holger: Angst, Gewalterfahrung und das Ende des Pazifismus. Die britischen und westdeutschen Proteste gegen Atomwaffen, 1957–1964. In: Angst im Kalten Krieg. Hg. von Bernd Greiner. Hamburg 2009, S. 436–464.

Nembach-Langer, Lydia: Revolution im Einzelhandel: Die Einführung der Selbstbedienung in Lebensmittelgeschäften der Bundesrepublik Deutschland (1949–1973). Köln u. a. 2013.

Neumann, Alexander: »Arzttum ist immer Kämpfertum«: Die Heeressanitätsinspektion und das Amt »Chef des Wehrmachtssanitätswesens« im Zweiten Weltkrieg (1939–1945). Düsseldorf 2005.

Neumann, Alexander: Die Heeressanitätsinspektion und die Militärärztliche Akademie und Konzentrationslager – Eine Studie zum medizinischen Netzwerk von Wehrmacht und SS. In: Medizin im Nationalsozialismus und das System der Konzentrationslager. Hg. von Judith Hahn, Silvija Kavcic und Christoph Kopke. Frankfurt/Main 2005, S. 127–139.

Neumann, Alexander: Die Medizinische Fakultät: Physiologie. In: Die Universität Heidelberg im Nationalsozialismus. Hg. von Wolfgang U. Eckart. Heidelberg 2006, S. 671–696.

Neumann, Alexander: Ernährungsphysiologische Humanexperimente in der deutschen Militärmedizin 1939–1945. In: Medizin im Zweiten Weltkrieg. Militärmedizinische Praxis und medizinische Wissenschaft im »Totalen Krieg«. Hg. von Wolfgang U. Eckart und Alexander Neumann. Paderborn u. a. 2006, S. 151–170.

Neumann, Alexander: Nutritional physiology in the »Third Reich« 1933–1945. In: Man, medicine, and the state: The Human Body as an Object of Government Sponsored Medical Research in the 20th Century. Hg. von Wolfgang U. Eckart. Stuttgart 2006, S. 49–60.

Neumann, Alexander: Schneller, höher, kräftiger. Physiologische Forschungsförderung der Deutschen Forschungsgemeinschaft 1920–1970. In: Die Deutsche Forschungsgemeinschaft 1920–1970: Forschungsförderung im Spannungsfeld von Wissenschaft und Politik. Hg. von Karin Orth. Stuttgart 2010, S. 214–262.

Nikolow, Sybilla: Wissenschaft, Öffentlichkeit und die Rolle der Medien: Problematik, Konzepte und Forschungsfragen. In: Universität, Wissenschaft und Öffentlichkeit in Westdeutschland (1945 bis ca. 1970). Hg. von Sebastian Brandt. Stuttgart 2014, S. 39–58.

Nikolow, Sybilla und Schirrmacher, Arne: Das Verhältnis von Wissenschaft und Öffentlichkeit als Beziehungsgeschichte. In: Wissenschaft und Öffentlichkeit als Ressourcen füreinander: Studien zur Wissenschaftsgeschichte im 20. Jahrhundert. Hg. von Sybilla Nikolow. Frankfurt am Main u. a. 2007, S. 11–38.

Nikolow, Sybilla und Schirrmacher, Arne: Wissenschaft und Öffentlichkeit als Ressourcen füreinander: Studien zur Wissenschaftsgeschichte im 20. Jahrhundert. Frankfurt am Main u. a. 2007.

Oehler, Christoph: Hochschulentwicklung in der Bundesrepublik Deutschland seit 1945. Frankfurt/Main, New York 1989.

Orth, Karin: Von der Notgemeinschaft zur Dienstleistungsorganisation. Leitlinien der Entwicklung der Deutschen Forschungsgemeinschaft 1949–1973. In: Die Deutsche Forschungsgemeinschaft 1920–1970: Forschungsförderung im Spannungsfeld von Wissenschaft und Politik. Hg. von Karin Orth. Stuttgart 2010, S. 89–102.

Paletschek, Sylvia: Entnazifizierung und Universitätsentwicklung in der Nachkriegszeit am Beispiel der Universität Tübingen. In: Wissenschaften und Wissenschaftspolitik: Bestandsaufnahmen zu Formationen, Brüchen und Kontinuitäten im Deutschland des 20. Jahrhunderts. Hg. von Rüdiger vom Bruch. Stuttgart 2002, S. 393–408.

Prüll, Cay-Rüdiger: Ärzte, Journalisten und Patienten als Akteure der Teilöffentlichkeiten in Westdeutschland. Eine Analyse am Beispiel des Nachrichtenmagazins »Der Spiegel« (1947–1955). In: Medizinhistorisches Journal 45 (2010), Nr. 1, S. 102–133.

Prüll, Cay-Rüdiger: Auf der Suche nach dem »Zucker-Mädchen« – Sexualität und Partnerschaft im Journal »Der Diabetiker« (1951–1970). In: Medizinhistorisches Journal 47 (2012), Nr. 1, S. 31–61.

Prüll, Livia: Innovationen der Medizin im »Stern« 1948–1955. In: Universität, Wissenschaft und Öffentlichkeit in Westdeutschland (1945 bis ca. 1970). Hg. von Sebastian Brandt. Stuttgart 2014, S. 301–322.

Rabinowitz, Or: Bargaining on nuclear tests: Washington and its Cold War deals. Oxford 2014.

Radkau, Joachim: Aufstieg und Krise der deutschen Atomwirtschaft 1945–1975: Verdrängte Alternativen in der Kerntechnik und der Ursprung der nuklearen Kontroverse. Reinbek bei Hamburg 1983.

Rossfeld, Roman: Ernährung im Wandel: Lebensmittelproduktion und -konsum zwischen Wirtschaft, Wissenschaft und Konsum. In: Die Konsumgesellschaft in Deutschland 1890–1990 : Ein Handbuch. Hg. von Heinz-Gerhard Haupt und Claudius Torp. Frankfurt/Main u. a. 2009, S. 27–45.

Rothenberger, Karl-Heinz: Die Hungerjahre nach dem Zweiten Weltkrieg: Ernährungs- u. Landwirtschaft in Rheinland-Pfalz 1945–1950. Boppard am Rhein 1980.

Rothenberger, Karl-Heinz: Ernährungs- und Landwirtschaft in der französischen Zone 1945–1950. In: Die Deutschlandpolitik Frankreichs und die französische Zone 1945–1949. Hg. von Claus Scharf und Hans-Jürgen Schröder. Wiesbaden 1983, S. 185–204.

Ruck, Michael: Ein kurzer Sommer der konkreten Utopie – Zur westdeutschen Planungsgeschichte der langen 60er Jahre. In: Dynamische Zeiten: Die 60er Jahre in den beiden deutschen Gesellschaften. Hg. von Axel Schildt und Detlef Siegfried. Hamburg 2003, S. 362–401.

Rusinek, Bernd: Die Rolle der Experten in der Atompolitik am Beispiel der Deutschen Atomkommission. In: Experten und Politik: Wissenschaftliche Politikberatung in geschichtlicher Perspektive. Hg. von Stefan Fisch und Wilfried Rudloff. Berlin 2004, S. 189–210.

Rüther, Martin: Ärzte im Nationalsozialismus. In: Deutsches Ärzteblatt 98 (2001), Nr. 49, S. 3264f.

Schirrmacher, Arne: Physik und Politik in der frühen Bundesrepublik Deutschland. Max Born, Werner Heisenberg und Pascual Jordan als politische Grenzgänger. In: Berichte zur Wissenschaftsgeschichte 30 (2007), Nr. 1, S. 13–31.

Schirrmacher, Arne und Thoms, Ulrike: Neue Wissensofferten, alte Wissensbedürfnisse und verschiedene Transaktionsmodelle: Drei Thesen zum naturwissenschaftlichen Vermittlungsdiskurs. In: Wissenschaft und Öffentlichkeit als Ressourcen füreinander: Studien zur Wissenschaftsgeschichte im 20. Jahrhundert. Hg. von Sybilla Nikolow. Frankfurt am Main u. a. 2007, S. 97–112.

Schleiermacher, Sabine: Die universitäre Medizin nach dem Zweiten Weltkrieg: Institutionelle und persönliche Strategien im Umgang mit der Vergangenheit. In: Vergangenheitspolitik in der universitären Medizin nach 1945: Institutionelle und individuelle Strategien im Umgang mit dem Nationalsozialismus. Hg. von Sigrid Oehler-Klein und Volker Roelcke. Stuttgart 2007, S. 21–42.

Schleiermacher, Sabine: Gesundheitspolitische Traditionen und demokratische Herausforderung: Gesundheitspolitik in Niedersachsen nach 1945. In: Geschichte der Gesundheitspolitik in Deutschland: Von der Weimarer Republik bis in die Frühgeschichte der »doppelten Staatsgründung«. Hg. von Wolfgang Woelk. Berlin 2002, S. 265–284.

Schleiermacher, Sabine: Hochschule in politischen Umbrüchen. Eine vergleichende Perspektive. In: Wissenschaft macht Politik: Hochschule in den politischen Systembrüchen 1933 und 1945. Hg. von Sabine Schleiermacher. Stuttgart 2009, S. 7–18.

Schmidt, Jürgen: Diet, Body Types, Inequality and Gender: Discourses on »Proper Nutrition« in German Magazines and Newspapers (c.1930–2000). In: The Rise of Obesity in Europe. A Twentieth Century Food History. Hg. von Derek J. Oddy, Peter J. Atkins und Virginie Amilien. Farnham 2009, S. 147–159.

Schröter, Harm: Konsumpolitik und »Soziale Marktwirtschaft«: Die Koexistenz liberalisierter und regulierter Verbrauchsgütermärkte in der Bundesrepublik der 1950er Jahre. In: Konsumpolitik: Die Regulierung des privaten Verbrauchs im 20. Jahrhundert. Hg. von Hartmut Berghoff. Göttingen 1999, S. 113–134.

Schwerin, Alexander von: Strahlenforschung: Bio- und Risikopolitik der DFG, 1920–1970. Stuttgart 2015.

Seemann, Silke: Die politischen Säuberungen des Lehrkörpers der Freiburger Universität nach dem Ende des Zweiten Weltkrieges (1945–1957). Freiburg im Breisgau 2002.

Spiekermann, Uwe: Pfade in die Zukunft? Entwicklungslinien der Ernährungswissenschaft im 19. und 20. Jahrhundert. In: Die Zukunft der Ernährungswissenschaft. Hg. von Gesa Schönberger und Uwe Spiekermann. Berlin; Heidelberg 2000, S. 23–46.

Spiekermann, Uwe: Übergewicht und Körperdeutungen im 20. Jahrhundert. Eine geschichtswissenschaftliche Rückfrage. In: Kreuzzug gegen Fette: Sozialwissenschaftliche Aspekte des gesellschaftlichen Umgangs mit Übergewicht und Adipositas. Hg. von Henning Schmidt-Semisch und Friedrich Schorb. Wiesbaden 2008, S. 35–56.

Stephan, Alexander: Culture Clash? Die Amerikanisierung der Bundesrepublik Deutschland. In: America on my mind: Zur Amerikanisierung der deutschen Kultur seit 1945. Hg. von Alexander Stephan. Paderborn 2006, S. 29–50.

Stoff, Heiko: Gift in der Nahrung. Zur Genese der Verbraucherpolitik Mitte des 20. Jahrhunderts. Stuttgart 2015.

Stoff, Heiko: ›Hexa-Sabbat‹. Fremdstoffe und Vitalstoffe, Experten und der kritische Verbraucher in der BRD der 1950er und 1960er Jahre. In: NTM. Zeitschrift für Geschichte der Wissenschaften, Technik und Medizin 17 (2009), Nr. 1, S. 55–83.

Stoff, Heiko: Wirkstoffe. Eine Wissenschaftsgeschichte der Hormone, Vitamine und Enzyme, 1920–1970. Stuttgart 2012.

Stoff, Heiko: Zur Kritik der Chemisierung und Technisierung der Umwelt. Risiko- und Präventionspolitik von Lebensmittelzusatzstoffen in den 1950er Jahren. In: TG. Technikgeschichte 81 (2014), Nr. 3, S. 229–250.

Stoff, Heiko und von Schwerin, Alexander: Lebensmittelzusatzstoffe. Eine Geschichte gefährlicher Dinge und ihrer Regulierung, 1950–1970. In: Technikgeschichte 81 (2014), Nr. 3, S. 215–228.

Szöllösi-Janze, Margit: Politisierung der Wissenschaften – Verwissenschaftlichung der Politik. In: Experten und Politik: Wissenschaftliche Politikberatung in geschichtlicher Perspektive. Hg. von Stefan Fisch und Wilfried Rudloff. Berlin 2004, S. 79–100.

Tanner, Jakob: Fabrikmahlzeit: Ernährungswissenschaft, Industriearbeit und Volksernährung in der Schweiz 1890–1950. Zürich 1999.

Tanner, Jakob: Lebensmittel und neuzeitliche Technologien des Selbst: die Inkorporation von Nahrung als Gesundheitsprävention. In: Das präventive Selbst: eine Kulturgeschichte moderner Gesundheitspolitik. Hg. von Martin Lengwiler. Bielefeld 2010, S. 31–54.

Teuteberg, Hans Jürgen: Die Rolle des Fleischextrakts für die Ernährungswissenschaften und den Aufstieg in der Suppenindustrie. Kleine Geschichte der Fleischbrühe. Stuttgart 1990.

Teuteberg, Hans Jürgen: Zum Problemfeld Urbanisierung und Ernährung im 19. Jahrhundert. In: Durchbruch zum modernen Massenkonsum: Lebensmittelmärkte u. Lebensmittelqualität im Städtewachstum d. Industriezeitalters. Hg. von Hans Jürgen Teuteberg. Münster 1987, S. 1–36.

Thoms, Ulrike: Antibiotics in Foods. Precarious Matters under Discussion. In: Precarious Matters: The History of Dangerous and Endangered Substances in the 19th and 20th Centuries. Hg. von Viola Balz, Alexander v. Schwerin, Heiko Stoff und Bettina Wahrig. Berlin 2008, S. 129–140.

Thoms, Ulrike: Between Promise and Threat. Antibiotics in Food in Germany 1950–1980. In: NTM. Zeitschrift für Geschichte der Wissenschaften, Technik und Medizin 20 (2012), Nr. 3, S. 181–214.

Thoms, Ulrike: Das Max-Planck-Institut für Ernährungsphysiologie und die Nachkriegskarriere von Heinrich Kraut. In: Arbeit, Leistung und Ernährung. Vom Kaiser-Wilhelm-Institut für Arbeitsphysiologie in Berlin zum Max-Planck-Institut für molekulare Physiologie und Leibniz Institut für Arbeitsforschung in Dortmund. Hg. von Theo Plesser. Stuttgart 2012, S. 295–356.

Thoms, Ulrike: Die »Hunger-Generation« als Ernährungswissenschaftler 1933–1964. Soziokulturelle Gemeinsamkeiten oder Instrumentalisierung von Erfahrung? In: Verräumlichung, Vergleich, Generationalität: Dimensionen der Wissenschaftsgeschichte. Hg. von Matthias Middell. Leipzig 2004, S. 133–153.

Thoms, Ulrike: Einbruch, Aufbruch, Durchbruch? Ernährungsforschung in Deutschland vor und nach 1945. In: Kontinuitäten und Diskontinuitäten in der Wissenschaftsgeschichte des 20. Jahrhunderts. Hg. von Rüdiger vom Bruch, Uta Gerhardt und Aleksandra Pawliczek. Stuttgart 2006, S. 111–130.

Thoms, Ulrike: »Ernährung ist so wichtig wie Munition«. Die Verpflegung der deutschen Wehrmacht 1933–1945. In: Medizin im Zweiten Weltkrieg. Militärmedizinische Praxis und medizinische Wissenschaft im »Totalen Krieg«. Hg. von Wolfgang U. Eckart. Paderborn u. a. 2006, S. 207–229.

Thoms, Ulrike: Körperstereotype. Veränderungen in der Bewertung von Schlankheit und Fettleibigkeit in den letzten 200 Jahren. In: Körper mit Geschichte: Der menschliche Körper als Ort der Selbst- und Weltdeutung. Hg. von Clemens Wischermann. Stuttgart 2000, S. 281–308.

Thoms, Ulrike: Learning from America? The travels of German nutritional scientists to the USA in the context of the Technical Assistance Program of the Mutual Security Agency and its consequences for West German Nutritional Policy. In: Food & History 2 (2004), Nr. 2, S. 117–152.

Thoms, Ulrike: Ressortforschung und Wissenschaft im 20. Jahrhundert. Das Beispiel der Reichs- und Bundesanstalten im Bereich der Ernährung. In: Jenseits von Humboldt. Wissenschaft im Staat 1850–1990. Hg. von Axel Hüntelmann und Michael Schneider. Frankfurt/Main 2010, S. 27–48.

Thoms, Ulrike: Separated, but Sharing a Health Problem: Obesity in East and West Germany, 1945–1989. In: The Rise of Obesity in Europe: A Twentieth Century Food History. Hg. von Derek J. Oddy, Peter J. Atkins und Virginie Amilien. Farnham 2016, S. 207–222.

Thoms, Ulrike: Vitaminfragen – kein Vitaminrummel? Die deutsche Vitaminforschung in der ersten Hälfte des 20. Jahrhunderts und ihr Verhalten zur Öffentlichkeit. In: Wissenschaft und Öffentlichkeit als Ressourcen füreinander Hg. von Sybilla Nikolow. Frankfurt am Main u. a. 2007, S. 75–96.

Thoms, Ulrike: Vom Nutzen der Wissenschaft für den Staat. Ressortforschung im Bereich der Milchwirtschaft. In: Vom Nutzen der Wissenschaft: Beiträge zu einer prekären Beziehung. Hg. von Christine Pieper. Stuttgart 2010, S. 115–141.

Thoms, Ulrike: Was lesen Ärzte wirklich? Medizinische Zeitschriften und Pharma-Marketing von 1900 bis zum Ende der 1970er Jahre. In: Medizinhistorisches Journal 49 (2014), Nr. 4, S. 287–329.

Tornow, Werner: Die Entwicklungslinien der landwirtschaftlichen Forschung in Deutschland unter besonderer Berücksichtigung ihrer institutionellen Formen. Hiltrup 1955.

Trittel, Günter J.: Hunger und Politik. Die Ernährungskrise in der Bizone (1945–1949). Frankfurt/Main 1990.

Wagner, Patrick: »Reservat der Ordinarien«. Zur Geschichte der Deutschen Forschungsgemeinschaft zwischen 1920 und 1970. In: Die Deutsche Forschungsgemeinschaft 1920–1970: Forschungsförderung im Spannungsfeld von Wissenschaft und Politik Hg. von Karin Orth. Stuttgart 2010, S. 23–40.

Weingart, Peter: Die Stunde der Wahrheit?: Zum Verhältnis der Wissenschaft zu Politik, Wirtschaft und Medien in der Wissensgesellschaft. Weilerswist 2005.

Weingart, Peter: Die Wissenschaft der Öffentlichkeit: Essays zum Verhältnis von Wissenschaft, Medien und Öffentlichkeit. Weilerswist 2005.

Weingart, Peter; Carrier, Martin und Krohn, Wolfgang: Nachrichten aus der Wissensgesellschaft: Analysen zur Veränderung von Wissenschaft. Weilerswist 2007.

Weinreb, Alice: »For the Hungry have no Past nor Do They Belong to a Political Party«: Debates over German Hunger after Word War II. In: Central European History 45 (2012), Nr. 1, S. 50–78.

Weizsäcker, Carl Friedrich von: Die Verantwortung der Wissenschaft im Atomzeitalter. Göttingen 1963.

Wengenroth, Ulrich: Die Flucht in den Käfig. Wissenschaft und Innovationskultur in Deutschland 1900–1960. In: Wissenschaften und Wissenschaftspolitik: Bestandsaufnahmen zu Formationen, Brüchen und Kontinuitäten im Deutschland des 20. Jahrhunderts. Hg. von Rüdiger vom Bruch. Stuttgart 2002, S. 52–59.

Wildt, Michael: Am Beginn der »Konsumgesellschaft«: Mangelerfahrung, Lebenshaltung, Wohlstand in Westdeutschland in den fünfziger Jahren. Hamburg 1994.

Woelk, Wolfgang: Zur Geschichte der Gesundheitspolitik in Nordrhein-Westfalen und in der Bundesrepublik Deutschland. In: Geschichte der Gesundheitspolitik in Deutschland: Von der Weimarer Republik bis in die Frühgeschichte der »doppelten Staatsgründung«. Hg. von Wolfgang Woelk. Berlin 2002, S. 285–312.

Woelk, Wolfgang und Fehlemann, Silke: Geschichte der Gesundheitspolitik in Deutschland: Von der Weimarer Republik bis in die Frühgeschichte der »doppelten Staatsgründung«. Berlin 2002.

Wolbring, Barbara: Die Idee der Universität im Dienst einer Erneuerung der Gesellschaft – Vorstellungen und Planungen zur Rolle der wissenschaftlichen Hochschule nach dem Ende des Dritten Reiches in Heidelberg. In: Wissen in der Krise: Institutionen des Wissens im gesellschaftlichen Wandel. Hg. von Carsten Kretschmann. Berlin 2004, S. 177–196.

Wolbring, Barbara: Die soziale Öffnung der Universitäten als politisches Reformziel nach 1945. In: Universität, Wissenschaft und Öffentlichkeit in Westdeutschland (1945 bis ca. 1970). Hg. von Sebastian Brandt. Stuttgart 2014, S. 59–76.

Zachmann, Karin: Atoms for peace and radiation for safety – how to build trust in irradiated foods in Cold War Europe and beyond. In: History and Technology 27 (2011), Nr. 1, S. 65–90.

Zachmann, Karin: Grenzenlose Machbarkeit und unbegrenzte Haltbarkeit? Das »friedliche Atom« im Dienst der Land- und Ernährungswirtschaft. In: TG Technikgeschichte 78 (2011), Nr. 3, S. 231–254.

Zachmann, Karin: Peaceful atoms in agriculture and food: How the politics of the Cold War shaped agricultural research using isotopes and radiation in post war divided Germany. In: Dynamis 35 (2015), Nr. 2, S. 307–331.

Zündorf, Irmgard: Der Preis der Marktwirtschaft: Staatliche Preispolitik und Lebensstandard in Westdeutschland 1948 bis 1963. Stuttgart 2006.

Zündorf, Irmgard: Staatliche Verbraucherpreispolitik und Soziale Marktwirtschaft in Westdeutschland 1948–1963. In: Preispolitik und Lebensstandard: Nationalsozialismus, DDR und Bundesrepublik im Vergleich. Hg. von André Steiner. Köln u.a. 2006, S. 129–166.

Gedruckte Quellen

Ammon, Robert: Konrad Lang zum 65. Geburtstag. In: Zeitschrift für Lebensmitteluntersuchung und -forschung 123 (1963), Nr. 3, S. 217f.

Anonym: Tagung 1972 der Deutschen Gesellschaft für Fettwissenschaft e.V. (DGF). In: Fette und Seifen 74 (1972), Nr. 11, S. 613–622.

Bässler, Karl-Heinz: In memoriam Konrad Lang. In: Infusionstherapie 12 (1985), Nr. 6, S. 268f.

Bässler, Karl-Heinz: Konrad Lang zum 85. Geburtstag. In: Zeitschrift für Ernährungswissenschaft 22 (1983), Nr. 3, S. 145f.

Bosch, H.: Gemeinsame Arbeitstagung der Deutschen Gesellschaft für Ernährung, der Österreichischen Gesellschaft für Ernährungsforschung und der Schweizerischen Gesellschaft für Ernährungsforschung in Wien vom 22. bis 24. September 1964. In: Zeitschrift für Lebensmitteluntersuchung und -forschung 127 (1965), Nr. 6, S. 353.

Dultz, G.: 1. Diskussionstagung im Forschungskreis der Ernährungsindustrie in Bad Neuenahr am 21. Februar 1952. In: Zeitschrift für Lebensmitteluntersuchung und -forschung 95 (1952), Nr. 5, S. 335–337.

Egger, F.: Bildung eines Bundesgesundheitsrats. In: Zeitschrift für Lebensmitteluntersuchung und -forschung 92 (1951), Nr. 2, S. 1.

Fink, Hermann und Schlie, Ilse: Magermilch erhält Lebernekrose verursachende Eigenschaften beim technischen Trocknen. In: Naturwissenschaften 44 (1957), Nr. 9, S. 283–284.

Hamann, V.: 3. Diskussionstagung des Forschungskreises der Ernährungsindustrie. In: Zeitschrift für Lebensmitteluntersuchung und -forschung 96 (1953), Nr. 5, S. 345–347.

Heilmeyer, Ludwig: Begrüßung zum Freiburger Symposium im April 1967. In: Ernährungswissenschaften: V. Symposion in Freiburg i. Br. am 28. und 29. April 1967 der Deutschen Gesellschaft für Fortschritte auf dem Gebiet der Inneren Medizin. Hg. von Ludwig Heilmeyer und Hans-Jürgen Holtmeier. Stuttgart 1968, S. 1–5.

Hockemeyer, Herbert: Bedarfsgerechte Ernährung des Bundeswehr-Soldaten im Frieden und im Verteidigungsfall. In: Ernährungswissenschaften: V. Symposion in Freiburg i. Br. am 28. und 29. April 1967 der Deutschen Gesellschaft für Fortschritte auf dem Gebiet der Inneren Medizin. Hg. von Ludwig Heilmeyer und Hans-Jürgen Holtmeier. Stuttgart 1968, S. 182–187.

Kühnau, Joachim: Professor Heinrich Kraut 70 Jahre. In: Zeitschrift für Lebensmitteluntersuchung und -forschung 125 (1964), Nr. 2, S. 103–106.

Kuprianoff, Johann: Probleme der Strahlenkonservierung von Lebensmitteln. In: Sitzungsberichte der Heidelberger Akademie der Wissenschaft, Jahrgang 1962/64. Hg. von Heidelberger Akademie der Wissenschaft. Heidelberg 1964, S. 298–304.

Lang, Konrad: 8. Internationaler Kongreß über Ernährung in Prag vom 28. August bis 5. September 1969. In: Zeitschrift für Ernährungswissenschaft 10 (1970), Nr. 2, S. 155.

Lang, Konrad: Artfremde Substanzen als Lebensmittelzusätze in der Sicht des Ernährungsphysiologen. In: Nahrung 1 (1957), Nr. 1, S. 7–22.

Lang, Konrad: Biochemie der Ernährung. Darmstadt 1957.

Lang, Konrad: Buchbesprechungen. In: Zeitschrift für Ernährungswissenschaft 1 (1960), Nr. 2, S. 124.

Lang, Konrad: Die Notwendigkeit der Verwendung konservierter Lebensmittel. In: Symposium on Nutritive Aspects of Preserved Food. Hg. von Swedish Institute for Food Preservation Göteborg. 1956, S. 35–39.

Lang, Konrad: Die Physiologie der Ernährung. In: Die Ernährung: Physiologie, Pathologie, Therapie. Hg. von Konrad Lang und Rudolf Schoen. Berlin u. a. 1952, S. 65–134.

Lang, Konrad: Die physiologischen Aufgaben des Nahrungsfettes. In: Klinische Wochenschrift 26 (1948), Nr. 17–18, S. 257–260.

Lang, Konrad: Differente Substanzen in Lebensmitteln. In: Aktuelle Probleme der Lebensmitteltechnologie : Vorträge einer wissenschaftlichen Arbeitstagung anläßlich des 10jährigen Bestehens des Institutes für Forschung und Entwicklung der Maizena-Gesellschaft m.b.H., 24. bis 25. November 1972 in Heilbronn/Neckar. Hg. von Kurt Heyns. Darmstadt 1973, S. 101–107.

Lang, Konrad: Einführung zum Symposium. In: Veränderungen der Nahrung durch industrielle und haushaltsmäßige Verarbeitung. Wissenschaftliche Veröffentlichungen der Deutschen Gesellschaft für Ernährung. Hg. von Konrad Lang. Darmstadt 1960, S. i–ii.

Lang, Konrad: Ernährungsphysiologische Probleme beim Brot. In: Zeitschrift für Lebensmitteluntersuchung und -forschung 105 (1957), Nr. 1, S. 53.

Lang, Konrad: International Symposium on Metabolism, Physiology, and Clinical Use of Pentoses and Pentitols in Hakone, Japan, August 27th-29th, 1967. Berlin, Heidelberg 1969.

Lang, Konrad: Parenterale Ernährung: Bericht über das Symposion des Physiologisch-Chemischen Instituts und des Instituts für Anaesthesiologie der Johannes Gutenberg-Universität am 30. und 31. Oktober 1964 in Mainz. Berlin u. a. 1966.

Lang, Konrad: Probleme auf dem Gebiet der Fetternährung. In: Fette und Seifen 53 (1951), Nr. 12, S. 731–735.

Lang, Konrad: Probleme der von Brot. In: Brot und sein Nährwert. Wissenschaftliche Veröffentlichungen der Deutschen Gesellschaft für Ernährung. Hg. von Konrad Lang. Darmstadt 1963, S. 17–36.

Lang, Konrad: Über den Einfluß des Frittierens auf die chemische Zusammensetzung von Fisch-Frittierfetten. In: Fette und Seifen 71 (1969), Nr. 12, S. 1027–1032.

Lang, Konrad: Untersuchungen zur Aminosäureimbalanz. In: Klinische Wochenschrift 35 (1957), Nr. 18, S. 905–910.

Lang, Konrad: Untersuchungen zur Veränderung des Gehaltes von Cholesterin, Gesamtlipid und Lipid-P im Serum von Ratten nach Fütterung von oxydierten Sojaölen. In: Klinische Wochenschrift 40 (1962), Nr. 10, S. 515–518.

Lang, Konrad: Untersuchungen zur Zusammensetzung des Körperfettes bei Ratten nach Fütterung von oxydiertem Sojaöl. In: Klinische Wochenschrift 40 (1962), Nr. 10, S. 542–544.

Lang, Konrad: Veränderung der ernährungsphysiologischen Eigenschaften der Lebensmittel durch küchenmäßige oder industrielle Verarbeitung. In: Zeitschrift für Lebensmitteluntersuchung und -forschung 118 (1962), Nr. 3, S. 245.

Lang, Konrad: Verbesserung des Nährwertes von Lebensmitteln durch Proteine und Aminosäuren In: Zeitschrift für Lebensmitteluntersuchung und -forschung 109 (1959), Nr. 1, S. 64f.

Lang, Konrad: Verträglichkeit bestrahlter Fette. In: Zeitschrift für Ernährungswissenschaft 2 (1961), Nr. 3, S. 141–146.

Lang, Konrad: Verträglichkeit der Benzoesäure. In: Zeitschrift für Lebensmitteluntersuchung und -forschung 112 (1960), Nr. 5, S. 394–403.

Lang, Konrad: Vorwort der Erstausgabe. In: Zeitschrift für Ernährungswissenschaft 1 (1960), Nr. 1, S. 1f.

Lang, Konrad: Xylit, Stoffwechsel und klinische Verwendung. In: Klinische Wochenschrift 49 (1971), Nr. 5, S. 233–245.

Lang, Konrad: Xylitstoffwechsel beim Menschen: Zur Frage der Eignung von Xylit als Zucker-Ersatz beim Diabetiker. In: Klinische Wochenschrift 40 (1962), Nr. 15, S. 791–793.

Lang, Konrad; Bässler, Karl-Heinz und Fekl, Werner: Grundbegriffe der Ernährungslehre. Berlin u. a. 1979.

Lang, Konrad und Grab, W.: Kälteresistenz und Ernährung: Einfluss der Fettzufuhr auf die Kälteresistenz. In: Klinische Wochenschrift 24/25 (1946), Nr. 1, S. 37–40.

Lang, Konrad und Kuprianoff, Johann: Strahlenkonservierung und Kontamination von Lebensmitteln. Darmstadt 1960.

Lang, Konrad, Pabst, W. und Griem, W.: Magermilch erhält keine Lebernekrosen verursachenden Eigenschaften beim technischen Trocknen. In: Naturwissenschaften 45 (1958), Nr. 15, S. 373–375.

Lang, Konrad und Ranke, Otto Friedrich: Stoffwechsel und Ernährung. Berlin u. a. 1950.

Lübke, Heinrich: Eröffnungsrede anlässlich des 7. Internationalen Kongresses für Ernährung am 03. 08. 1966 in Hamburg. In: Proceedings of the Seventh International Congress of Nutrition, Hamburg 1966. Hg. von Joachim Kühnau. Hamburg 1967, S. X–XII.

Lüthi, H.: Gesundheitserziehung auf dem Gebiete der Ernährung. In: Zeitschrift für Präventivmedizin 3 (1958), Nr. 1, S. 49–53.

Manger-Koenig, Ludwig von: Aufgaben und Zielsetzung des Bundesgesundheitsministeriums. In: Ernährungswissenschaften: V. Symposion in Freiburg i. Br. am 28. und 29. April 1967 der Deutschen Gesellschaft für Fortschritte auf dem Gebiet der Inneren Medizin. Hg. von Ludwig Heilmeyer und Hans-Jürgen Holtmeier. Stuttgart 1968, S. 163–169.

Mergenthaler, Eugen: Mitteilung der »Kommission zur Prüfung der Lebensmittelkonservierung« der Deutschen Forschungsgemeinschaft. In: Zeitschrift für Lebensmitteluntersuchung und -forschung 102 (1955), Nr. 3, S. 185f.

Oberritter, Helmut: Zum 40jährigen Bestehen der Deutschen Gesellschaft für Ernährung. In: Ernährungs-Umschau 40 (1993), Nr. 2, S. 52–56.

Souci, Siegfried Walter: Mitteilung der Kommission zur Untersuchung des Bleichens von Lebensmitteln der Deutschen Forschungsgemeinschaft. In: Zeitschrift für Lebensmitteluntersuchung und -forschung 108 (1958), Nr. 1, S. 65f.

Souci, Siegfried Walter: Symposium über aktuelle Probleme der Lebensmittelveredelung in Wien vom 6.–9. Juli 1955. In: Zeitschrift für Lebensmitteluntersuchung und -forschung 106 (1957), Nr. 5, S. 396.

Souci, Siegfried Walter: Vorarbeiten zur Herausgabe von Nährwerttabellen. Besprechung am Institut für vegetative Physiologie in Frankfurt/Main am 8. November 1947. In: Zeitschrift für Lebensmitteluntersuchung und -forschung 88 (1948), Nr. 5, S. 533–535.

Strauß, Franz Josef: Der Staat in der Atomwirtschaft. Aufbau und Aufgaben des Bundesministeriums für Atomfragen. In: Die Atomwirtschaft – Zeitschrift für die wirtschaftlichen Fragen der Kernumwandlung 1 (1956), Nr. 1, S. 2–5.
Wirths, Willi: Bericht über den Wissenschaftlichen Kongreß 1963 der Deutschen Gesellschaft für Ernährung. In: Zeitschrift für Ernährungswissenschaft 4 (1963), Nr. 1–2, S. 50–52.

Ungedruckte Quellen/Archivmaterial

a) Universitätsarchiv Mainz (UA Mainz)

Akten des Biochemischen Instituts 1946–1966
UA Mainz Best. 35/1
UA Mainz Best. 35/2
UA Mainz Best. 35/3
UA Mainz Best. 35/4
UA Mainz Best. 35/5
UA Mainz Best. 35/6
UA Mainz Best. 35/7
UA Mainz Best. 35/8
UA Mainz Best. 35/9
UA Mainz Best. 35/10
UA Mainz Best. 35/11
UA Mainz Best. 35/12
UA Mainz Best. 35/13
UA Mainz Best. 35/14
UA Mainz Best. 35/16
UA Mainz Best. 35/20
UA Mainz Best. 35/29
UA Mainz Best. 35/30
UA Mainz Best. 35/44
UA Mainz Best. 35/50

Akten der Universitätsverwaltung
UA Mainz Best. 7/120
UA Mainz Best. 12/142

Personalakten
UA Mainz Best. 64/4 Personalakte Konrad Lang

Zeitungsausschnittssammlung
UA Mainz S 11/36

b) Landeshauptarchiv Koblenz (LHA Ko)

Akten des Landeskultusministeriums Rheinland-Pfalz
LHA Ko 910/5625
LHA Ko 910/5626
LHA Ko 910/5627
LHA Ko 910/5629
LHA Ko 910/5630
LHA Ko 910/5652
LHA Ko 910/13856
LHA Ko 910/14421

c) Bundesarchiv Koblenz (BArch)

Akten des Bundesministeriums für Ernährung
BArch B 116/407
BArch B 116/408
BArch B 116/8287
BArch B 116/8288
BArch B 116/8289
BArch B 116/8368
BArch B 116/8369
BArch B 116/15502
BArch B 116/15503

Akten des Reichsministeriums für Wissenschaft, Erziehung und Volksbildung
BArch R 4901/5746

d) Bundesarchiv-Militärarchiv Freiburg (BArch-MA)

Akten der Heeressanitätsinspektion (San In) / Chef des Wehrmachtssanitätswesens, einschließlich Militärärztliche Akademie
BArch-MA RH 12-23/1681